学百岁，活百岁

百岁百态

VARIOUS LIVES OF CENTENARIANS

陈仲文 —— 著

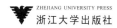
浙江大学出版社

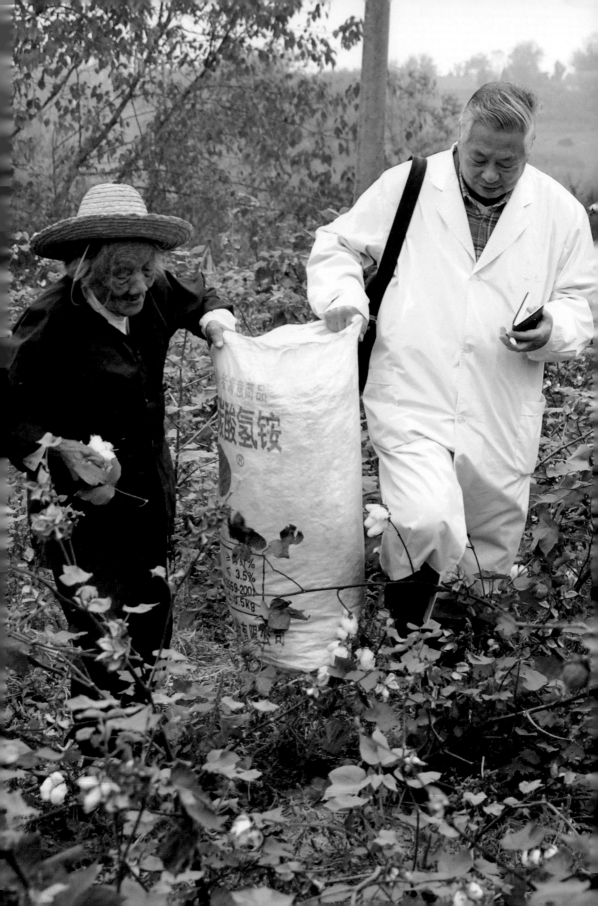

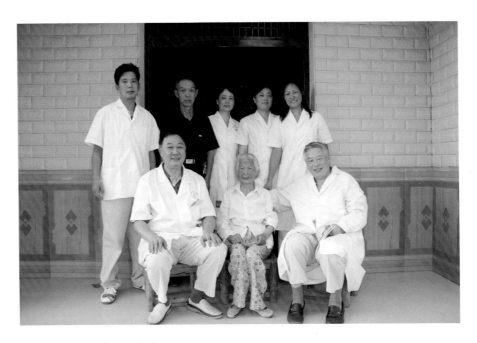

陈仲文团队与百岁老人合影

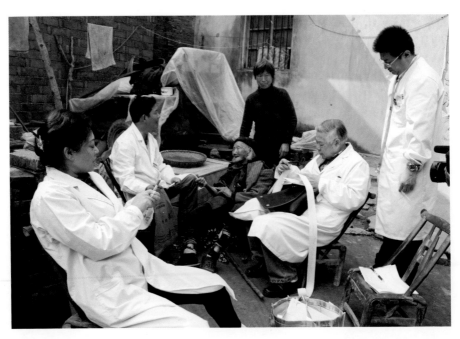

陈仲文团队为百岁老人检查身体

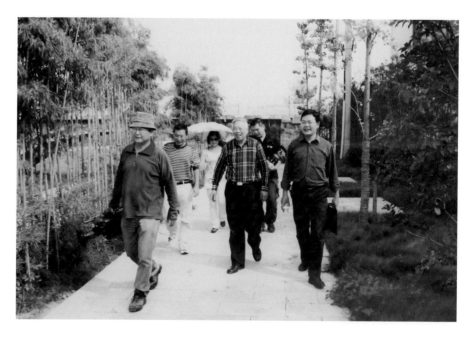

参与央视节目，受访谈"先天基因"与"后天获得"（摄于 2011 年 9 月 24 日）

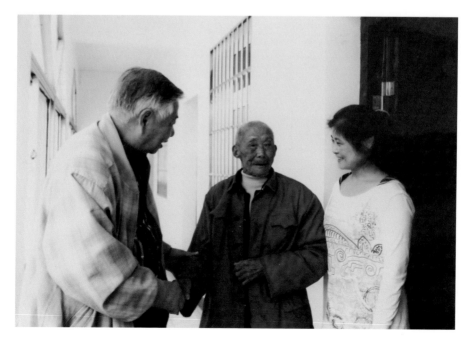

陈仲文一行探望百岁老人唐德才（左二）

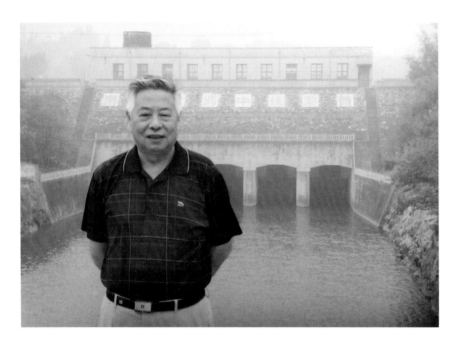

陈仲文首次赴淅川途中于南水北调中线渠首留影（摄于 2017 年）

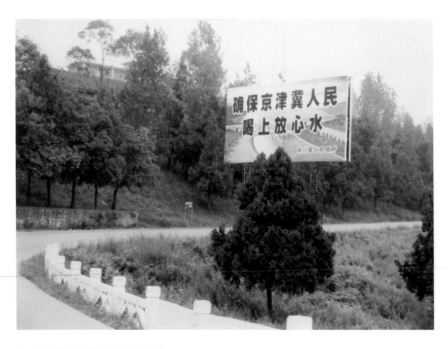

南水北调中线渠首树立的标牌

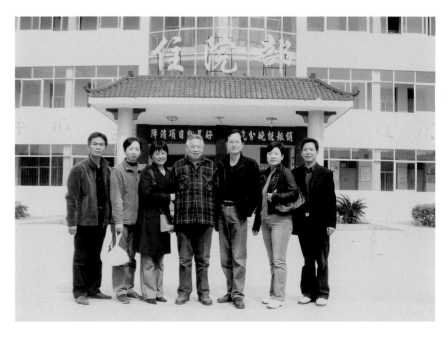

陈仲文团队于河南淅川香花镇卫生院门前留影（摄于 2007 年 10 月 16 日）

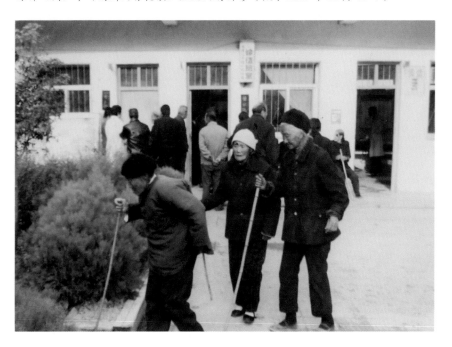

淅川马蹬镇调查现场一角

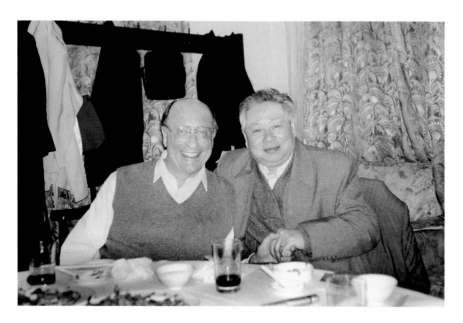

陈仲文在北京进行高龄老人课题总结时与美国威斯康星大学老年学家 Sykes 的合影（摄于 1999 年 10 月）

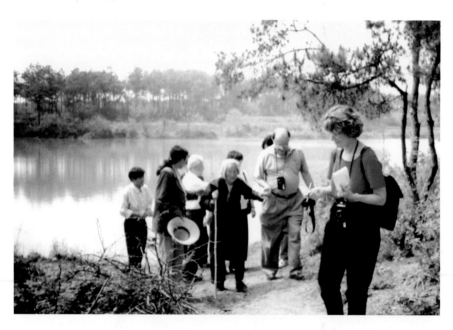

陈仲文与美国威斯康星大学老年学家 Sykes 合作进行长寿研究时，于钟祥洋梓红石村采访百岁老人（摄于 1998 年 4 月）

前　言

　　《百岁百态》是我和曾经一起工作过的同事在为众多百岁老人服务时的实录和感悟。

　　本书分为走进百岁、长寿探道、长寿寻律三部分，希望能够启发人们好好品味长寿、体验长寿、实践长寿。

　　"走进百岁"是我在走进百岁老人群体时的随笔速记，是每位百岁老人人生亮点、特征的写实和记录。读者一页页地翻阅，也是阅览百岁老人人生变迁经历的过程，能身临其境地感受他们的长寿思维、长寿实践、长寿生活、长寿性格。其中既有百岁老人对历史变迁的回忆，也蕴含着他们幽默乐观的人生态度，这些可使人们不知不觉地悟懂更多有关长寿之理。

　　"长寿探道"是对百岁老人一生实现长寿的共性特点的总结，如他们突出表现为闲不住、想得开、心眼好、少生病、血脂优等五大特性，可称之为"长寿"五联征。这不仅是百岁老人的实践经验，也有一定的理论基础。

　　"长寿寻律"以多篇调研报告的形式，论述了百岁老人的身体、心理、家庭情况等内容，使保持长寿有律可寻、有章可依。

　　本书凝聚了很多人的心血和汗水、智慧和希冀。我几十年如一日，坚持不懈、克服困难，和陈爱华、李斌、杨本年、徐芳、杨翔云、常青、丁小莉、杨桂珍、李中贵、龚士平、陈德顺、姜金萍、付士义、别文华、彭玉玲、张祥、覃道秀、李慧玲、赵淑芳、曹秀芹、连家国、刘玉贵、朱德平等一批同事、好友，接力式地常年走村入户，踏遍钟祥市的山山水水，深入每一个被遗忘的角落，与百岁老人促膝谈心，为他们检查身体，累计行程逾 20 万公里。我最不能忘记的是爱人李玲，她是我坚强的后盾，几十年如一日支持、陪伴着我，风雨无阻、同甘共苦，为完成我的人生理想，使我能够做自己想做的事、走自己想走的路，陪伴我走南闯北，默默奉献了她的一生。

本书的出版，要感谢钟祥市政府各级领导、钟祥市人民医院领导及以王运贵会长为首的钟祥市长寿研究会的领导和伙伴的关怀与支持，要感谢中外学者赛克斯（Sykes）、冯克燕、江明性、曾尔亢、龚云鹤、于普林、高芳堃、王淑君、宋守中、杨蕊敏等，为建立钟祥老年保健研究所及研究课题所付出的辛劳与帮助。

限于学识与能力，全书不足与错误难免，希望读者指正。

目　录

第三部分　长寿寻律

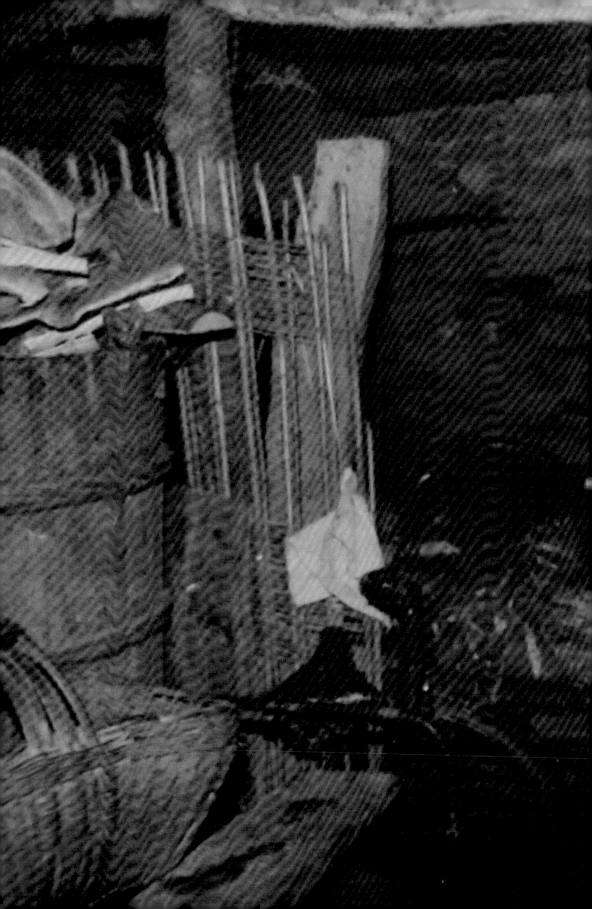

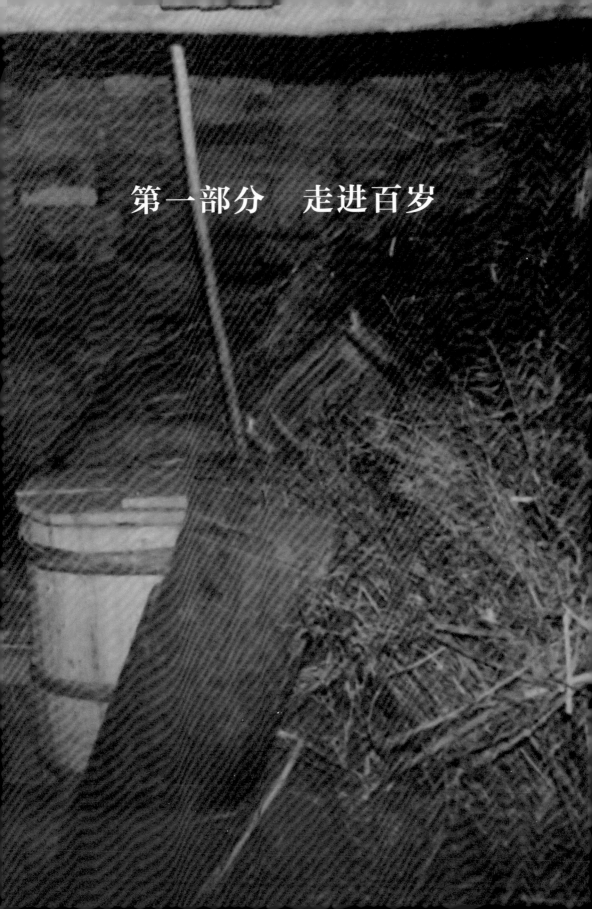

第一部分　走进百岁

百废待兴

铭记那个年代

新中国成立早期，百废待兴，老人群体的社保、医疗……仍未得到重视和改善！

这是一个贴近农村的医务工作者记录他早期偶然闯进这个老年群体的见闻、感受，是难得的历史见证。一路走来，从青年步入老年的我，更迫切感到不能忘却那些日子，要留些笔墨给后人以警示。

我开始走进老年群体是 20 世纪六七十年代，正是"文革"的高潮时期，人们称老者为"老朽"，对他们不屑一顾。恰巧这时实施医生下乡巡回医疗制度，送医、送药的同时对他们进行教育改造，因此，我得以有机会走进百岁人群。他们的处境、遭遇多次击得我内心隐隐作痛，我忍不住要呐喊、急呼，立志要为他们做点什么！

20 世纪 80 年代，社会迅速走进了改革开放新时期。历史翻开了新篇章，知识分子从"臭老九"跃居为被重用的人，我也成了一家医院的领导者，顺势组建了第一个县级老年保健研究所——钟祥市老年保健研究所，开始走向那个被遗忘的角落，走进那个被遗忘的人群。他们攀跃了生命之峰——长寿，留下了宝贵的财富，令人敬佩！

看看这些百岁人的居所、百岁人的面容、百岁人的穿着，我们怎能无动于衷？

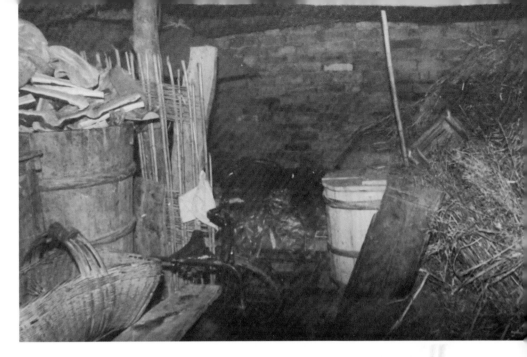

百岁老人破旧的居所

　　这是一间窄小、带有栅栏门的小屋，你乍看会误认为是猪圈，是牛棚，绝对想不到是一位百岁老人的居所。满屋只见一张床，只有一床裹着百岁老人身躯的破棉絮，她蜷缩在床的角落，刚上小学的重孙女送来的一碗饭菜就是她的三餐……

　　记住历史，记住苦难，记住百岁老人曾经居住过的破烂不堪的房舍，记住百岁老人曾经吃过的难以下咽的食物，让我们为百岁老人能安享晚年而奋斗吧！让我们做点自己能做、该做的善事，共建人类的美好家园。

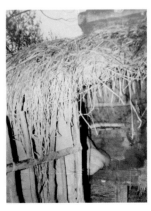

苦难夕阳

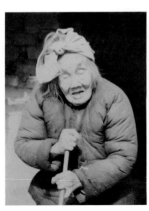

乞丐装束百岁身

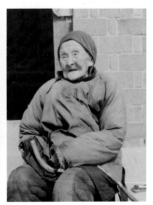

满面愁容

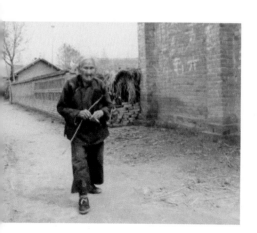

百岁老人蔡三姑

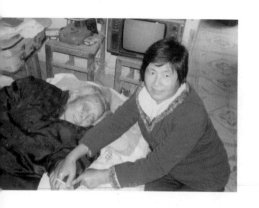

百岁老人许梅英（左一）

流浪的百岁人

　　1988年，我们调查柴湖迁移人口时发现了一名百岁老人，遂前去走访。到达后当地人说："你们白天来不易见到，因为天好，老人去四处寻找废弃塑料薄膜了，卖的钱来买面粉，做面糊糊度日；阴雨天就在家睡觉，靠邻居送来一碗半碗的食物填饱肚子，生活可怜！"正说着，旁边的一个小朋友喊道："她走来了！"这就是一刹那拍下的这位迁移到钟祥后的百岁老人——蔡三姑。

被遗忘的百岁人

　　百岁老人许梅英，儿子体弱多病，靠抱养的孙女的丈夫供养。在20世纪80年代初期，农村建设按人头摊派公积金，孙女婿为了逃脱摊派款，谎报老人死亡，老人只得长期闭门不出。直到2003年，村里取消按人头摊派公积金，加上市里开始为百岁老人发放生活补助金，家人才公开老人身份，为她重新上报户口，这才使她起"死"回生。

百岁夫妇

首次走进百岁夫妇家，听见老婆婆喊："爹爹，来客人了！你出来一下。"老爹爹因双目失明在房间休息，反问："哪个？"亲切和谐之声，迄今忆起，仍萦绕耳畔。他们凄惨的生活、满是污垢的面容也同时浮现在我的眼前。老婆婆悲凉地讲道："我们已经算不得人了。我站起来就坐不下去，坐下又起不来，只能不顾羞耻在裤裆前面开个口，就坐在这里尿。"我们应声望去，见前面地上还留有小便的痕迹。"在外工作的大儿子每月会给一百元钱，路过的好心人可能会帮我们买点米、油，除此之外，只能吃在村里园田捡的菜叶，这就是我们的生活。"临别时，我们想为这对一生未照过相的老人照张相，为他们清洗满面污垢时，擦破了皮，污迹亦未擦掉，老人说是做饭油烟长期堆积不洗所致。说到这，老人又说道："我们吃的水都是靠我一个好心的远房侄孙女闲暇时提来的，吃喝都紧张，哪有水洗。"看到这，你能不为他们感叹吗？

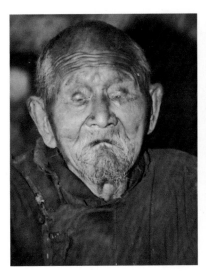 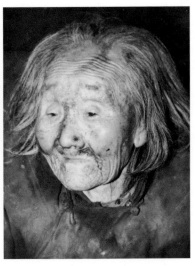

卢大常（102 岁）　　　　　　　　雷顺英（100 岁）

走进崭新时代

面对人生笑为先

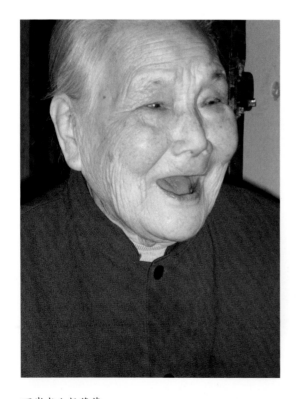

百岁老人杨薇芬

老人杨薇芬　出生在京城
读书到初中　日寇逼北京
授命迁南京　父亲违旨令
自选返故里　入住钟祥城
逃难迁柴湖　土匪多如林
又迁石牌镇　时日不待人
女大当婚时　姻缘已过龄
只得拉郎配　嫁给胡元贵
还是一填房　婚后多儿女
拉儿又拉女　日夜忙生计
现在已五代　全家百人余
改革开放好　子女全出息
东西南北中　作为满天地
要是想不开　哪有今百岁

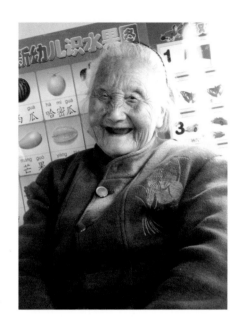

百岁老人郑传秀

寿星为何乐
面对好生活

寿星郑传秀	整日乐不够
喜欢到处走	四邻访亲友
昔日当长工	生活不见肉
今日得解放	无肉不进厨
生育十三胎	二男三女存
如今大家庭	人员四十六
人人孝敬她	每朝酸奶喝
政府发津贴	孝敬百岁人
样样都想到	送来电视机
晚上不寂寞	电视频道调
节目多多的	欢天又喜地
美好的生活	叫人怎不乐

走进新时代　百岁成国宝

初见百岁杨兰英　听说体检喜相迎

快步进厨忙放碗　连声道谢党的恩

过去人咒"老不死"　而今政府当国宝

忆起万恶旧社会　眼泪直往肚里咽

父母生下儿五个　儿多家贫育无力

从小送人抱养大　女大当嫁成婚配

丈夫生性脾气暴　不打不骂不说话

儿哑媳呆合成家　生了两个聪明娃

个个精明又能干　现在广州和武汉

自从解放得翻身　件件喜事暖人心

改革开放喜上眉　家和美满有奔头

一生没得什么病　百岁生活全自理

人生总有悲和喜　知足才有好心情

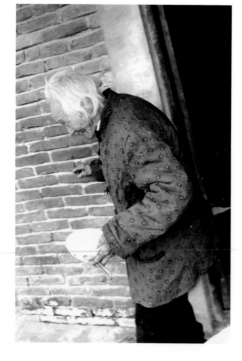

百岁老人杨兰英

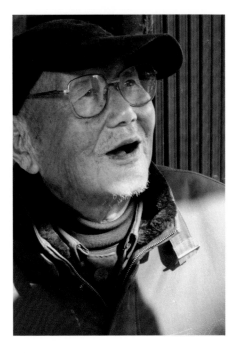

百岁老人刘远珍

百岁变新人　得享时代福

百岁之人刘远珍　半生恶劣今出奇
解放之前一兵痞　保长副官余孽类
欺压百姓和姑娘　作恶多端受惩处
镇压条例够判刑　治罪劳改二十年
劳动改造受监管　弃恶从善重做人
改革开放得机遇　第一开起餐饮部
从此我家又致富　大孙读完博士后
现在大学当教授　小孙海轮当大副
老来健康钱够用　九十高龄四处走
到过浙江的普陀　登过峨眉和武当
朝圣烧香了心愿　游山观景健心身
现在百岁走不动　家中读报观九州
世界仍然不太平　危机四伏不安宁
国力强盛靠国人　和平维护靠人民
百岁心愿享安逸　祈求天下都太平

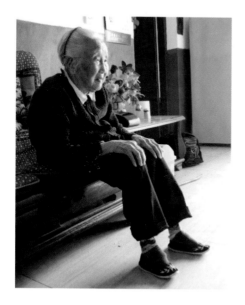

百岁老人周学英

改革开放春风吹
百岁漂亮更风趣

北山寿星周学英　　全身整洁又亮丽
银丝白发梳理齐　　金莲红袜鞋绣花
健谈风趣胜青年　　言辞清晰声洪亮
谈到喝酒精神足　　一生就好喝一口
今生虽是女人身　　愿作农活厌纺纱
你们能治我晕病　　再活百岁也不差
赶上现在好年月　　越活越想再百岁
老人越说越高兴　　满屋洒满幸福光

改革开放国家富
社会保障日健全

百岁老人贾文彩　　远近闻名称善人
艰难生活一辈子　　济世育人尽全力
儿子今为清华师　　媳妇称的文化人
儿孙出息远离家　　晚年生活全自立
赶上今朝好政策　　政府特优百岁人
送来彩电送来钱　　定期上门探视来
送医送药全上门　　社会保障日健全
儿女远离不用愁　　无忧无虑享晚年

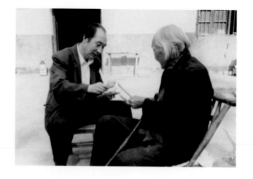

百岁老人贾文彩

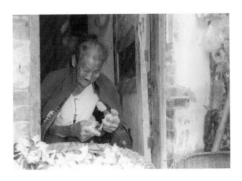

百岁老人陈华兰

当今事事乐　叫人笑不停

百岁寿星陈华兰　手持棉桃扯花绒
我们轻步走进门　只见老人笑盈盈
老人高兴为啥事　缘为家国两兴盛
忙叫孙子手机打　速叫爹妈快回家
现在科技似神话　人在哪里都应答
下地来回摩托骑　耕种全都机械化
百岁已是一废人　国家还当国宝护
事事叫人均称心　你说怎能不高兴

改革又开放　党送福来享

百岁已过刘国英　喜好青菜喜好粥
老伴过世刚六年　称得夫妇均长寿
人活到今真幸福　改革开放好政策
农民也能天下走　我儿现在满洲里
搞活经济做豆腐　从此致富有门路
月月往家寄回钱　老少享乐幸福年
百岁倚门往外看　原是保健医上门
每年上门来查体　健康长寿有保证
民政干部经常巡　问寒问暖问体能
吃喝拉撒全关心　定时送来长寿金
老人依门露笑容　党送福来享不尽

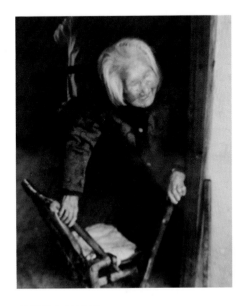

百岁老人刘国英

忙中生乐寿自长

手脑不闲　乐在其中

百岁老人李家才　能工巧匠冠正名
放飞理想创天地　手脑不闲忙创建
开荒种植树和竹　自筹自建一小屋
小河隔断家和园　积石积料把桥造
问他为何这般忙　只缘晚年梦乐园
夜晚阴雨难出行　手脑从来未停歇

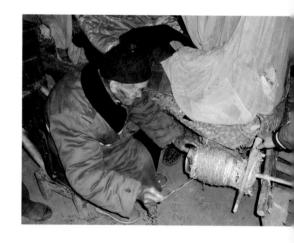

百岁老人李家才

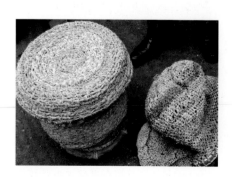

李家才老人的作品

劈竹缠线到深夜　编织床席和筐袋
自劳自享乐无穷　人生乐在忙活中
人说百岁到了头　他说回头又是首
寿星天性好思维　难怪长寿永伴随

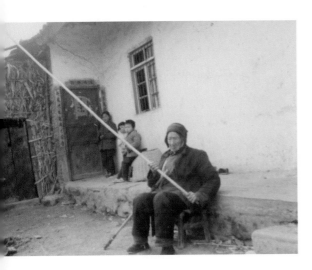

百岁老人持杆赶鸡

百岁无闲人

百岁老人持长杆　　目视前方头不转

全神贯注高警惕　　时刻准备为哪般

原来眼下农忙季　　劳力全都去下地

稻场晒满各种粮　　赶鸟赶鸡她正忙

忙活中求乐

百岁老人解桂芳　　人心皆左她右长

右位心脏百岁人　　世上也是一奇星

年过百岁不贪闲　　磨刀霍霍忙准备

一日切菜几箩筐　　为家喂猪余生忙

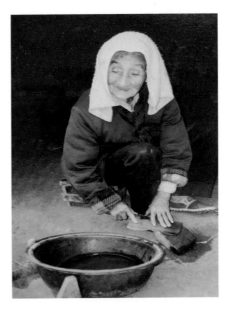

我们进门时，百岁老人解桂芳正磨刀霍霍，为切猪菜做准备

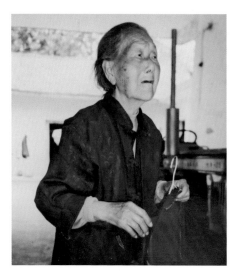

百岁老人张桂兰，站在院子里看着我们在栅栏门外喊门，手中提着准备晾晒的衣服，她说："无钥匙开门。"

不做心里闷得慌

百岁老人张桂兰　　院里忙着晾衣衫
我们门外把她叫　　应声门锁无法开
寿星忙说锁门意　　儿女怕我出门去
浇水除草有危险　　关在院内求安全
我这一生好劳动　　户外遭禁家里做
做事身心得清爽　　不做心里闷得慌

自立富人生

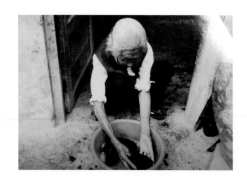

百岁老人刘崇英

初见百岁刘崇英　　蹲在门前正洗衣
动作轻巧又麻利　　提水倒水全自己
我们这些初来者　　全未看出是盲人
定式动作真娴熟　　衣着卧具洁又净
全身上下整又齐　　失明失聪不失力
生活一切全自立　　百岁之人能这样
人生当然有滋味

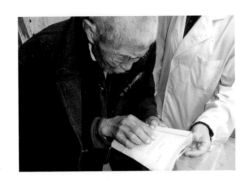

百岁老人钱宗保

百岁悟懂长寿理
忙活之中自生乐

百岁寿星钱宗保　　一生忙碌显精神

老人出生本农民　　初见好像读书人

尊问长老啥文化　　告知几年私塾生

随笔所写文和字　　书法文章功底真

吉星高照展胸怀　　万事如意亮心情

常读古书和小说　　老来闲暇度时光

细品书中人和事　　字里行间引深思

瞎想扰乱好心情　　心乱引起神不宁

痴迷之人心伤神　　误入歧途害终生

破迷开怀除妄想　　享乐一生得健康

人生难免遇苦难　　中年丧妻是一关

拖儿带女忙活过　　忙活之中自生乐

悟寿与忙

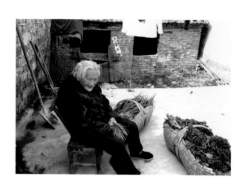

百岁老人刘兰英

百岁之星刘兰英　喜笑颜开失语音
年少弟弟疯失手　打得失听又失声
里外赞扬老太太　一生忙碌不歇停
见人总是笑相迎　对人和气又开明
至今已经百岁过　仍然缝纫做农活
种园摘菜全是她　总是笑容脸上挂
内心世界面上表　老人心藏一片光
忙无遐想心开朗　心身健康寿自长

忙活人添寿

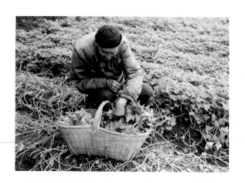

百岁老人闫纯乾

百岁老人闫纯乾　自称添福添寿人
身材高大力不亏　一生务农忙种地
人到百岁也不闲　种菜卖菜忙活计
挑菜上街供应人　供需两宜心舒畅
买点油条把家回　逗得重孙笑眯眯
今日来访他不知　正在田间扯莙秧
快门一按留纪念　百岁田间忙活像

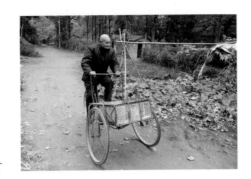

百岁老人陈昌贵

百岁人的追求

骑车之人陈昌贵	自制三轮自己骑
现今整整一百岁	一生追求活个样
搞过土改和干部	因无文化早回乡
自食其力全自立	不靠政府和儿女
问他为何要单过	与人安逸自安逸
问他长寿啥秘密	家庭基因是其一
兄妹四人均长寿	个个活到九十余
善于用脑不贪懒	日子漫长生命短
天天保有好心情	一生过得才舒坦
珍惜生命每一天	时时保护好自身
人生过得多逍遥	长寿自然常相伴
老人自悟三条经	特地告诫后来人
少时用脑多学艺	壮年用力多积累
老来钱包不空虚	这样人生才够味

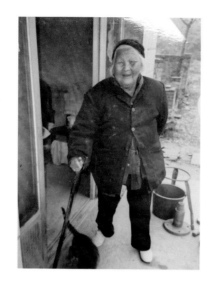

百岁老人李风生

汉江驾船大半生
身材魁梧百岁星

耳闻门外脚步声	赶忙起身往外奔
喜笑颜开迎客来	老人生性多热情
主人大名李风生	从小撑船江汉行
惊涛骇浪多险境	练就老人魁梧身
今日一家幸福门	儿孙均孝老寿星
不是煨汤就炖肉	补偿老人昔日苦
孙子自制大便器	方便寿星好下蹲
诸多小事蕴孝心	凝聚儿孙情意深

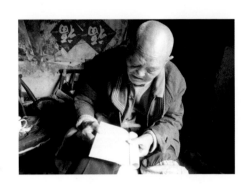

百岁老人张定安

忙活人生筑高寿

山岗深处一人家	寿星居住在岗凹
远近闻名张定安	人人赞他是孝门
他家三个长寿人	子孝媳贤尽孝心
送走婆婆归天国	享有高寿九十一
儿媳生母九十四	瘫痪卧床全靠人
我们进门首目睹	媳为生母掏大便
进得厅堂见百岁	正学科学发展观
科学发展国增威	广大百姓得实惠
洋人都在赞中国	老人扬眉又吐气
忙完学习忙缝纫	穿针走线全自己
老人传授长寿经	忙活忙活活人生
人活血脉才得活	才有气血养寿命

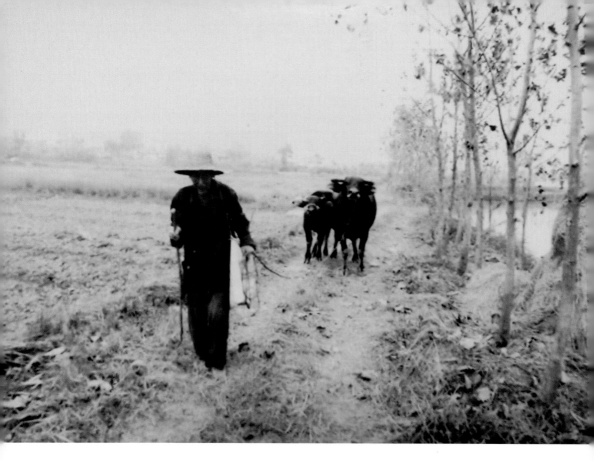

百岁老人陈先全

人生在动　乐在其中

百岁寿星陈先全	至今孤身一人过
肩背行囊手牵牛	每年喂牛一二头
柴米油盐酱醋茶	自劳自食全自立
今日特意来寻访	问答之间出尴尬
一生未何不结婚	我还未了这一生
养牛野外多辛苦	苦乐全在自己想
每天牵牛寻芳草	大地作床天作帐
闭目养神享时光	牛喂肥来我睡香
郊外沿途山水赏	是苦是乐任你想
老人为何得长寿	思想观念全新样

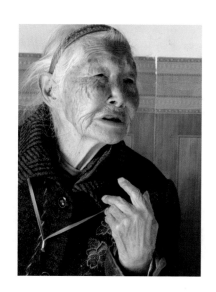

百岁老人吴春桃

长寿奥秘源自然
顺从自然心不忧

深山寿星吴春桃	出生客店元宝塔
一生出门就爬山	空气纯净无污染
主食苞谷大半生	常见蔬菜是副食
一生结过两次婚	先后生育十一胎
如今只剩两男儿	现靠大儿养我老
改革开放儿欢喜	外出销售赚了钱
为了买卖交易便	上街建房来镇里
儿搬街上我出山	一生顺从自然过
街上场窄人口多	只能门前走动着
冬天寒冷床上捂	夏热门前乘乘凉
一生生活顺应过	天时地利违不得
平淡人生无奇特	长寿奥秘源自然

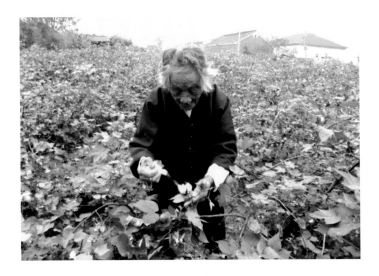

百岁老人路德芳

百岁解命　寿在命中

百岁老人路德芳　她说长寿全在命
日寇踢我池塘中　遇人救起又复苏
——命长
两牛相斗我居中　牛被驱散我得救
——命大
肾炎浮肿无生育　悬梁自缢丈夫救
——命好
老来泥里水里奔　里外劳动孤一人
千斤棉花我摘回　浆洗吃喝全自己
——拼命

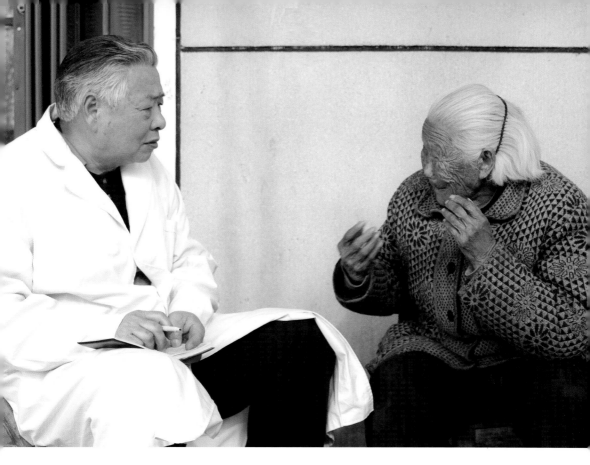

百岁老人王祥英（右一）

百岁笑谈"自作乐"

百岁老人王祥英　　晚年围棋又上瘾

常招棋友庭院聚　　拼杀忘龄交谊深

死活不说交知音　　切磋棋艺更认真

央视记者听说后　　也上门来对弈过

方圆乡亲均赞我　　快活神仙超的生

年节兴致一上来　　放鞭放炮胜童心

一次鞭炮握未扔　　手心焖炮震耳鸣

落得今生一耳疾　　听力减退成重音

一生天性自作乐　　活得人生滋味深

要问长寿啥道理　　"自作乐"是我长寿经

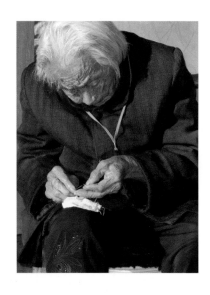

百岁老人吴香花

百岁多幽默　幽默逗你乐

百岁老人吴香花　身强体健要数她

长寿至今眼不花　穿针引线缝衣忙

问她长寿有啥秘　实话实说斗笑你

轻声细语话出口　瞎子打娃碰着的

淅川怎么碰不着　百岁人少少机遇

迁到钟祥长寿地　移民寿命都增长

百岁老人数增多　机遇就落我头上

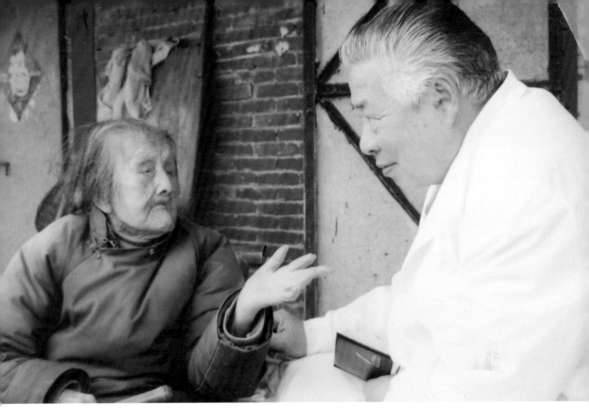

百岁老人狄万秀不世俗，常坚持己见，邻里称她为"犟妈"（左一）

放眼社会心自宽

犟　妈

百岁老人狄万秀	心眼好才出高寿
处世待物自有章	性格倔强人称犟
家里和睦一信条	互不挑剔多宽容
儿孙敬养不容易	挑三拣四就不对
国家大事第一位	儿能参与就参与
三个儿子遇机会	全叫他们都出去

今天已是新社会　养儿防老是陈规
小儿北京把兵当　父丧也没给他讲
在京守卫毛主席　啥事也没那事大
遇事吃亏自己吃　不能转嫁于他人
全家和睦儿出息　人赞他家有犟妈

放耳社会心亦宽

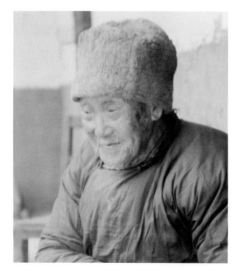

百岁老人多眼疾　失明常是后遗症
睁眼不见外界景　人之常情多思悲
翁老不同寻常想　放耳世界思未来
每日新闻听全球　社会发展真精彩
人类和平安我心　中国强大壮我魂
神七遨游任太空　振我国威环宇宙
三农政策惠农民　农村面貌日日新
科学发展保稳定　和谐社会享安宁
环球新闻振奋人　含笑九泉心安宁

双目失明的百岁老人翁全州在农村只有广
播的年代坚持天天听广播

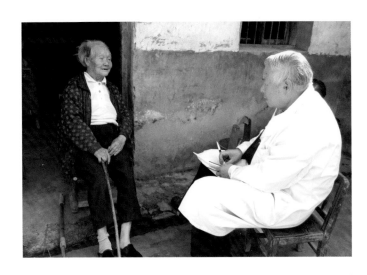

百岁老人王大英（左一）

理解自快乐

寿星王大英　　遗漏百岁人

支书阅户籍　　惊现她超龄

一百〇八岁　　赶快补报名

儿子打工去　　儿媳为生计

孙子要学费　　老人留家里

孤独单人过　　生活全自理

行动虽勉强　　理解就快乐

儿虽是抱养　　至今互瞒着

一家亲又亲　　何必事端生

母不怪养子　　儿不厌养母

孝顺和谐过　　全家无隔阂

只要一条心　　胜过血缘亲

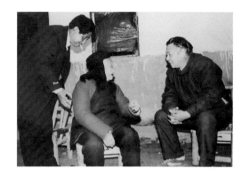

百岁老人鲁大凤（左二）

百岁思维多积极
积极思维办法多

百岁想得开　乐享大家庭

旧时生育无节制　儿女多少归天命
人多事多讲原则　齐心循矩往前奔
衣不遮体讲洁净　食不果腹讲卫生
儿多母苦是必然　受苦受难命里定
如今五世同堂过　人羡福寿双全家
逢年过节同堂贺　笑声冲天共享乐
互敬互爱亲又亲　关心体贴门风正
孝善高悬家大门　乡亲邻里全点赞
逢事想开苦亦甜　心胸狭隘乐亦悲

婆媳情深（记于 1997 年）

儿媳中风致瘫痪　病魔缠身自理难
婆婆今年百岁过　坚持看护身不离
儿子孙子均劝阻　寿星心意不可摧
有幸今生成母女　辛苦劳累无怨悔

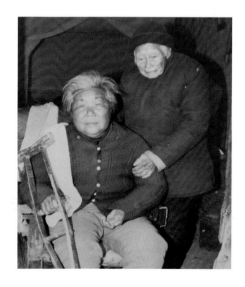

百岁老人鲁大凤和儿媳

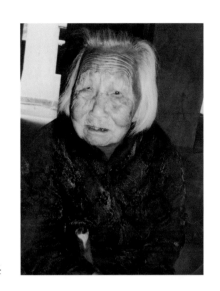

百岁老人熊招英

忆苦思甜天地宽
苦难人家变豪门

百岁寿星熊招英	传奇人生话旧悲
1936 年涨大水	水卷家园树上凄
七天七夜断烟炊	绳系衣服吸水饮
度命迎得洪水退	路过行人救命归
回家一见更伤悲	舅舅姐妹全逝去
洪水灾难刚告退	又陷失去亲人悲
苦难万恶旧社会	笑逐颜开新世纪
草棚变成一高楼	文盲之家变文人
高楼大厦一家人	出了两个大学生
家和子孝世人赞	我又赢得百岁命
人若心狭绝路走	哪有今天好光景
现今生活真美好	还想再活一百岁

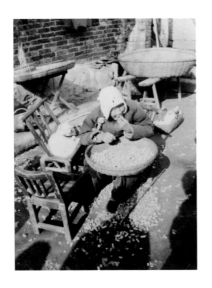

百岁老人周兰芳

老人和猫

院中老人独一人　　显得空旷又孤零
我们不觉询问到　　一人在家多孤寂
老人一笑忙回答　　身边小猫天天陪
白天守护夜暖被　　忠孝两全数猫咪
闲暇寂寞苦闷时　　它还和你疯斗呢

身残心不残　　献爱争头名

百岁老人蔡兴林

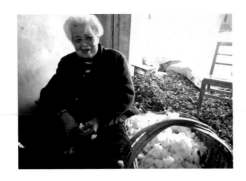

百岁寿星蔡兴林　　父母双亡靠兄嫂
耳聋残疾人生苦　　嫁给小龄哑巴夫
两人差龄近十岁　　生得两儿和一女
天黑即睡亮即起　　一生劳碌忙生计
丈夫九十西天去　　妻大十岁今百岁
如今享福政府恩　　百岁还发长寿金
残身残音不残心　　济贫救灾勇争先
乡邻赞声不绝耳　　长寿修得好名声

虽无血缘有真情

一心付出自然亲

百岁老人夏兰英（左一）

飒爽英姿夏兰英　一米七〇挺拔身
今生嫁过三男人　二三婚姻同胞生
本人未生儿和女　抚育小叔前妻子
现今成人业有成　儿孙满堂一家人
儿在铁道总公司　长居国外包工程
从没忘记这继母　定时往家寄银钱
孙子个个就了业　个个待我胜亲情
都常回家看望我　百岁之身不枉生
什么亲生不亲生　一心付出自然亲

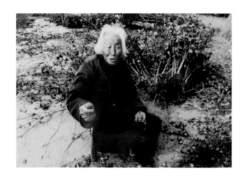

百岁老人王桂英

情缘胜血缘

寿星王桂英　善良又勤奋
一生未生育　养女招夫君
晚年又失女　全靠我养孙
孙媳待我好　伺候特周到
吃喝安排细　洗澡也她理
小脚无鞋卖　亲自绣花鞋
和睦一家人　胜过血缘情

百岁老人周清英（二排中间）五世同堂

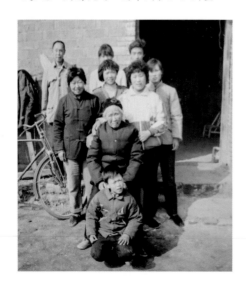

异父异母无异爱

百岁老人周清英　儿孙四世庆寿辰
贺寿亲朋夸子孝　不是亲儿胜亲生
原来儿子是姨侄　从小父母就双逝
依靠姨妈抚养大　从未另看非骨肉
不仅对侄无另眼　儿媳也当女儿待
一家五代多和谐　异姓异母无异爱
慈母一生多劳碌　心血倾注我五代
今日母过一百岁　厚恩永记不忘怀

虽无血缘一样亲

百岁寿星鲍月英　一生未育无亲生
抱养六岁儿一个　照顾两老后半生
老伴陪我到高寿　去世方才六年头
孙子大学已毕业　现在武汉有高就
每次回家看望我　吃喝穿用全送够
虽无血缘情无异　同样亲来同样乐

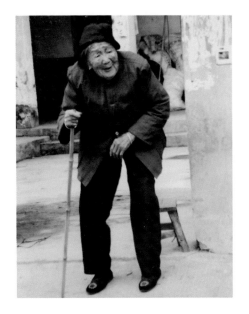

百岁老人鲍月英

妯娌情深　心好滋寿

回忆民国涨大水　嫂患伤寒我乳痈
背嫂逃到磨坊上　洪水猛涨来势汹
忙托嫂上房旁树　自己紧跟树上攀
只听霹雳一巨响　惊涛骇浪卷走房
妯娌相拥泪洗面　生死患难真情现

百岁老人寇顺英（左二）讲述洪灾降临时
与嫂子患难与共的故事

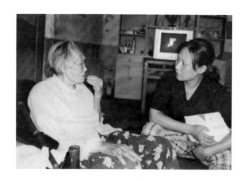

百岁老人肖相芝（左一）

百岁传寿经　善结百岁果

长寿老人肖相芝　讲述善性乃修炼
家求和气邻友善　今生相处不简单
抚儿育女养后代　孝老送终全我干
弟弟孤寡由我养　生老病死亦我担
今日我活百岁过　善报因果真经传

百岁老人常兰英

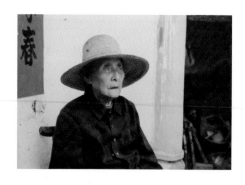

异父异母共心好
虽无血缘情缘真

寿星常兰英　特点不过生
过生知岁月　残我好人生
两辈非亲生　均是百岁人
当时缠足风　痛苦实难忍
父母视我男　免遭缠足刑
今我过百岁　不忘父母恩
我亦未生育　养女亲又亲

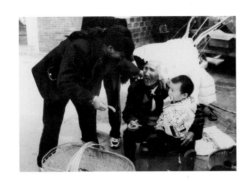

百岁老人陈兴芳（右二）

邻里赞百岁　勤劳善良寿

百岁陈兴芳　劳碌过一生
抱孙又摘菜　提水洗衣裳
还走五里路　喂猪不停当
侄女昨去世　还去哭一场
人赞她心善　心善获长寿

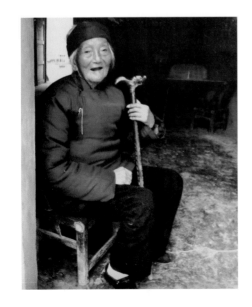

百岁老人陈传英

守　望

再访陈传英　静坐似等人
老年白内障　这次已失明
待我细问因　儿媳生了病
今早去市里　就诊找病因
现在还未归　坐等心如焚

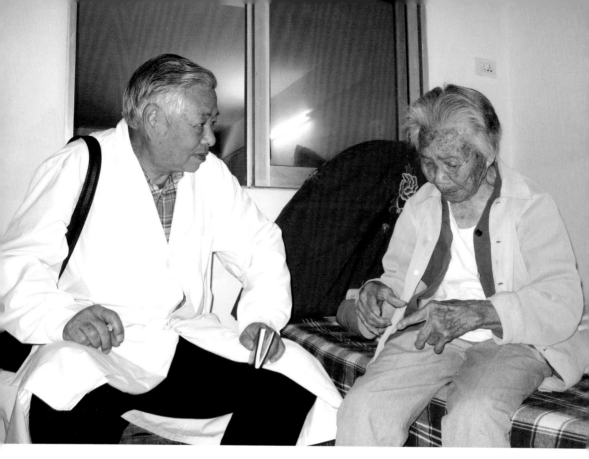

百岁老人陈云英（右一）

人活百岁一生修

陈云英长寿星	女儿逝正伤悲
婿脑梗无人料	百岁人亲操劳
婿痊愈恢复好	立誓道母恩报
百岁后又五年	行动快又稳健
自劈柴烧饭粥	样样行全自立
乡邻里都赞扬	体魄健人善良
活百岁始修炼	心眼好人善待

家和人善满门孝

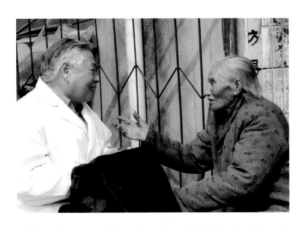

钟祥市中山镇百岁老人郑启英，在谈到她股骨骨折后子孙无微不至的照顾孝敬她时，激动得放声大笑、口沫四溅。在场的医护人员都被其激情感动

激情飞扬　口沫飞溅

寿星郑启英　养老靠小孙
没有摔伤前　生活自理全
人夸我健康　我也不谦虚
后来腿摔断　卧床苦难言
吃喝拉撒睡　靠孙和孙媳
孙开小吃店　时刻把我念
抽空就回家　吃喝照顾全
经常肉丝面　甘蕴我心田
还有我孙媳　更是少有的
梳洗甚周到　房间常打扫
衣服每日洗　卧具定时换
孙孝我享福　越说心越甜
激动放声笑　口沫飞满天
溅到四周人　感染全笑开

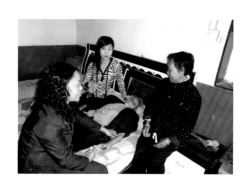

百岁老人邱凤兰（右二）

四世同堂共感恩

百岁寿星邱凤兰	人活今朝方知甜
老人床上受体检	四世同堂围床边
女儿孙女重孙女	围着寿星忙照理
三十九岁就守寡	五个儿女全养大
今生吃尽人间苦	终究成全这一家
过去苦难难言尽	今日政府恩情深
给我送来电视机	每月发放长寿金
日理万机忙国事	心还惦记百岁人
健康体检年一次	医生亲自上门庭

百岁一绝密　家有好儿媳

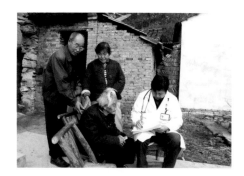

百岁老人李国英（前左一）

百岁李国英	多灾多难人
三十岁当时	水牛踩驼背
刚进中年期	肿病又上身
老来享点福	全身疼难忍
天天头痛粉	百包一月整
儿媳照顾好	病了陪伴睡
热天冷水降	冷天热水温
没有孝儿媳	早已塚上青

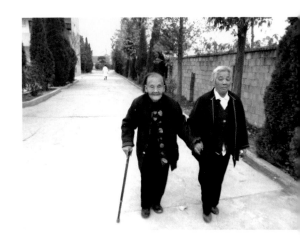

百岁老人陶文芳（左一）

母女牵手长寿路
百岁串门又上岗

百岁寿星陶文芳　　始到她家很失望
外甥孙子的孙子　　婚宴喜庆来请她
天刚黎明就起身　　赶车前去贺喜啦
喜酒喝完赶回家　　我们终于等到她
携女走来似姐妹　　健步走来真神气
原是母女两代人　　女也八十高寿过
访者问她喝酒吗　　答曰小酒品几口
百岁年纪走人家　　听来也觉是稀奇
你说奇来也不奇　　更奇的事在下面
她家住在小学旁　　大孙开个小卖部
每当学生下课了　　店里小客潮水涌
寿星顿时忙起身　　帮助孙媳卖货忙
脑子货价记得清　　百货从不错一分
听来觉得讲神话　　记者一旁验证呢
交货收钱两门清　　央视记者称稀奇

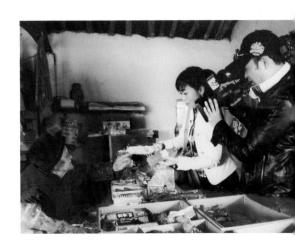

陶文芳老人卖货（左一）

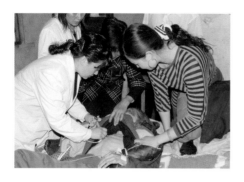

百岁老人唐永才

爱生孝道　孝滋寿

进村探寻百岁人　村民争相告我名
痴爱儿孙唐永才　深爱家人心尽全
儿媳分娩伴一月　怕媳出门受风寒
母婴洗浴吃喝事　全是婆母一人干
媳妇感慨发肺腑　亲生也难此周全
一时不见儿孙在　心慌意乱四处寻
今日我们来体检　儿媳孙媳忙照理
满屋孝情顿升温　浓情厚谊暖人心
深爱浇灌出孝苗　孝敬浓情滋寿生

百岁老人师尚兵

爷爷辛苦献一生
孙孝百岁是天理

黑王寨里师尚兵　百岁健壮第一名
能劈柴火能担粮　从未闲过度时光
儿孙供养一寿星　一人一月一轮回
孙评老人两特点　议论他人是首忌
从不人前议长短　四家相处很和气
以酒取乐是一好　逢年过节互敬到
半斤进肚不咋的　进房睡觉全自理
儿孙齐声发感言　有他才有这个家
百年建家多辛苦　孙孝百岁乃天理
忤逆后生天不容　尽孝才是伦理规

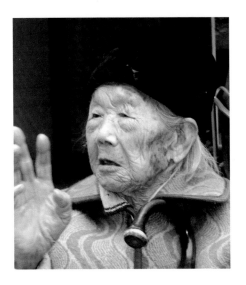

百岁老人王道珍

国家富足子行孝
百岁心情乐开花

百岁之人王道珍	逍遥好动串四邻
家境小康儿孙孝	房间陈设赛新房
彩色电视加音响	自开自乐心情爽
室内设施也周全	建有厕所在房间
百岁寿辰儿献礼	体检中心去查体
检查血压一百八	左肾轻度萎缩了
任说是啥就是啥	百岁之身也自然
听从治疗服好药	心情舒畅照旧活
只要未碍吃和走	快乐人生活个够

知恩图报好重孙

百岁老人胡大英（右一）

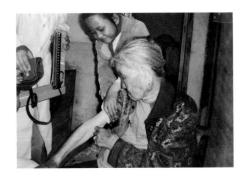

百岁老人胡大英	旁边站的是重孙
大名称呼伍格慧	芳龄十岁健又美
听说老太行体检	立即上前卷袖衣
平日夜间常起床	惦记老太未盖被
问她为何这般孝	牢记老太对我恩
从小把我喂养大	管我饥寒育我人
每天出门上学去	目送尽头盼我归
老太为我付全心	孙当报答寿星恩

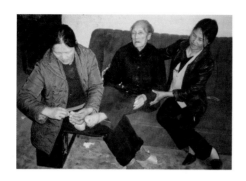

百岁老人时道英（左二）的孙女在为她修脚

历史与现代　时代出孝子

封建旧社会　妇女苦难深

寿星时道英　提起直愤恨

一双畸形足　历史好见证

缠足易生茧　疼痛人一生

如今新社会　教育好儿孙

经常把脚修　解我苦和疼

妇女得解放　越活越新鲜

历史与现代　真是两重天

百岁老人黄发珍（前一）

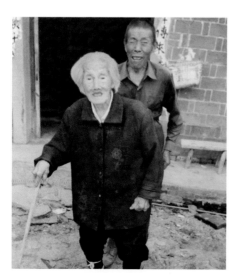

长寿身边有孝子
百岁感受真深切

百岁寿星黄发珍　与儿相依感慨深

一生孕育有三子　大儿湖大读政治

现在某市任要职　尽孝就职难两顾

二儿肺癌归黄泉　黑发走在白发前

唯独三儿是单身　朝夕相伴暖我心

人知有母才有子　百岁才知享儿福

儿子知我爱吃啥　起居冷暖知时候

撒拉起居不离儿　百岁亲身感悟深

人说有母才有子　百岁无子生存难

传承孝道

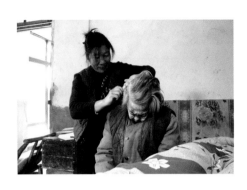

百岁老人丁菊英（前一）

百岁寿星丁菊英	独儿去世三年整
老人养大四个孙	孙媳进门住一起
原能行走上公路	自觉健康无啥病
医生检查首发现	隐形杀手潜在身
房颤心律头一桩	左室增大伴劳损
说她病重她不信	老人安然度后生
事隔一年再回访	卧床不起全靠人
洗漱梳理靠孙媳	长期照料无怨气
婆婆生活忙完了	孙媳发散汗浃背
寿星内心发感言	今生修得好孙媳

孝生智慧人增寿

百岁老人侯凤英

百岁寿星侯凤英	生育十一存一女
哭瞎眼睛耳失聪	吃饭睡觉全靠人
生活不便心不宁	女婿孝心生聪明
房间场子厕所处	各钉钢钉三个整
三点连接一线牵	引路防摔功能全
活动起来真方便	心情愉快体也健
孝生智慧人增寿	全靠女婿一片心

天下罕见事　百岁传奇人

长途贩运女挑夫
人和性刚理当先

百岁老人袁明道

远见老妪忙洗碗	麻利快捷似少妇
走近一见是百岁	生活自理全自己
自报大名袁明道	远近闻名能干人
过去为了生活计	走南闯北当挑夫
我们听得目口呆	女的"挑脚"是首闻
外出吃住细分明	从不占人一分文
若要欺我是女人	叫他下台无梯登
人和刚强具两面	儿女在外生事端
定带儿女去道歉	偶遇对方不讲理
丢下孩子就走开	任骂任打随便你
谁要欺负老人家	手执刀剁又开骂
孤儿寡母世立足	人和性刚理当先

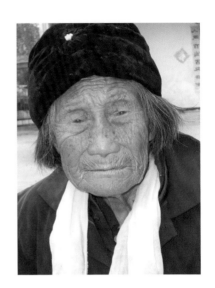

百岁老人王正英

接触疫水不感染
遭遇打击不生悲

百岁奇人王正英　出身富贵一豪门
出嫁远近曾震惊　车马成队驮嫁品
丫鬟前呼又后拥　人见人羡气派足
郎君也是书香门　就读黄埔军校生
恩来总理有合影　"文革"抄家遭焚毁
梦幻般的人生景　避雷一声成泡影
全国解放天地翻　穷人当家做主人
富豪突变成地主　小姐变身一农民
泥里水里活全干　疫水接触自频繁

多次普查血吸虫　结论阴性未感染
日遭批判连夜斗　从未想死寻短见
丈夫反动军官身　判罪入狱负重刑
种种打击她经历　置之度外从不悲
心理承受她数一　抗击疾病她出奇
今日登居人寿顶　百岁生活全自理

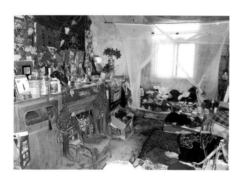

陈国民老人的家

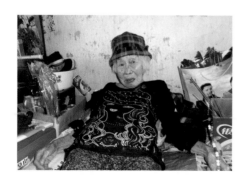

百岁老人陈国民

百岁之人爱念经
心诚换来百岁身

百岁身份证　登记陈氏名
本人有大名　取名陈国民
从小上过学　能识字读文
一生一信仰　信佛诵读经
房里设佛堂　方便百岁人
每日五点起　虔诚诵经文
终身信奉神　修行净心灵
今日百岁寿　来自心清净

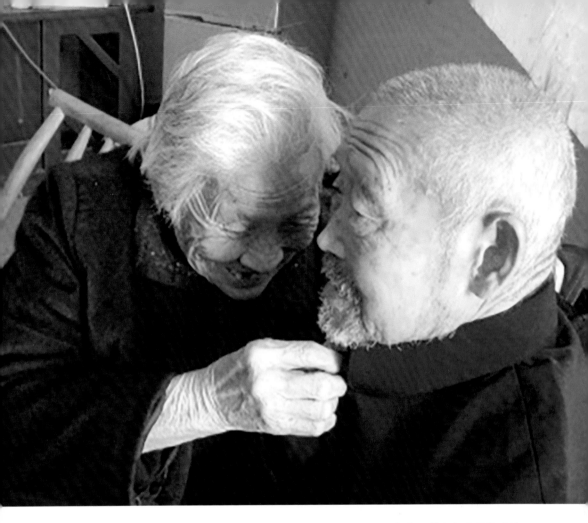

伍文英百岁夫妇的恩爱时刻

访八对百岁夫妇的感悟

调查百岁七十二　　其中八对共长寿

其中自有奥秘在　　长寿之礼待探究

共同特征是恩爱　　和谐一生未"红脸"

人亡爱存生死恋　　共许来生再聚首

起居生活共守律　　日出耕织夜同眠

家庭生活虽清贫　　同甘共苦无悔怨

一样乐趣一样食　　夫妻温暖从未减

生存环境无异样　　自然寿命亦同归

百岁夫妇长寿谱　　长寿之道居其中

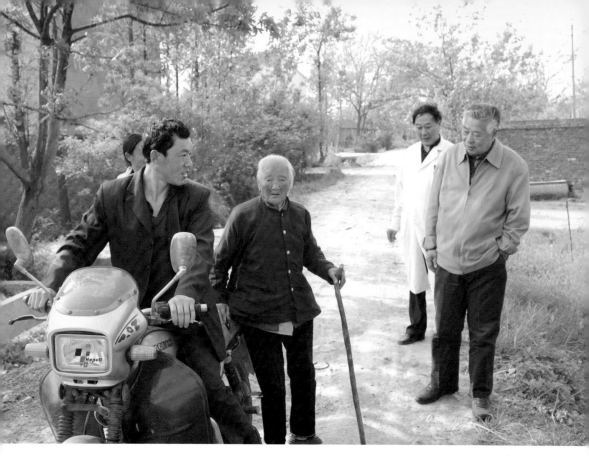

百岁老人王玉翠（右三）

爱兜风的百岁星

今日驱车到胡集	目的访问百岁星
家人忙答对不起	她想外甥出门去
可能晚上才能归	不见寿星真失望
忙问离家多少里	孙答八里骑车接
接回老太自下骑	我们一旁奇惊呆
问她骑车怕不怕	孙子抢话风趣答
婆婆坐车是老手	就爱兜风转悠悠
接问寿星尊姓名	老人抢答王玉翠
百岁之人也风采	健康永驻享天年

百岁也有好记忆
你说神奇不神奇

百岁老人严兰英　家贫无钱进校门
羡慕学童朗读声　朝夕跟随颂字音
时逢中山逝世后　总理遗嘱早晚颂
至今全文仍记清　字字句句吐词真
记忆惊人如童年　谁说百岁无记性

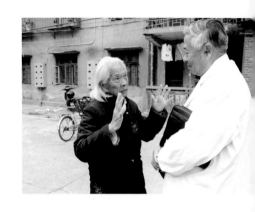

百岁老人严兰英（左一）背诵孙
中山总理遗嘱全文

儿媳夸婆"遇事有章心不慌"

首遇寿星王翠兰　儿媳诉说史一段
百岁老人逢乱世　兵荒马乱无宁日
匪首强要娶姑妹　不应杀人又烧房
全家逃躲乱无计　老人思量挺身出
以匪制匪出新章　两股匪首都要妹
你说我们给哪方　给谁我们都遭殃
挑起两匪来相斗　我家从中免遭殃
胆大有计数婆婆　遇事从来不慌张

百岁老人王翠兰

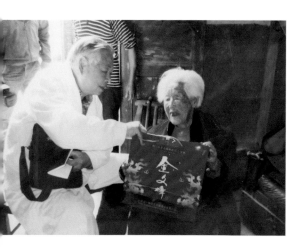

百岁老人尤洁芳（右一）

百岁评酒师

寿星尤洁芳　其母百岁亡
一生喜口酒　品酒有特长
好差杂乱摆　质量由她尝
品完等级亮　优劣全合上
证明百岁人　味觉亦未丧

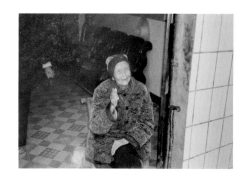

百岁老人马家室

喜授长寿经的百岁人

百岁寿星马家室　自称养生她有术
一生晚餐吃稀粥　病了不得勉强食
肉类食品不得腻　新鲜蔬菜要吃足
免和他人生争议　全家求得和为贵

百岁老人话生活

放飞理想富人生　乐在其中享长寿

在长寿之乡钟祥市北边，有一个偏僻的村寨，名叫汤林村。它紧邻远近小有名气的汤泉，百姓有病均来此一泡。相传，因此汤泉的存在，当地长寿人居多。现今全镇居住着多位百岁老人，其中一位名叫李家才，出生于1910年4月，30岁时突发耳聋，此后他与别人交流就存在障碍。他家的特点是几代人均系招婿立户，男随女姓。家境虽不算富裕，但日子过得红红火火、热热闹闹，这是因为他们家有位善思索、爱折腾的老人，年轻时耍龙灯、玩彩龙船，都是自扎自玩的角色，远近小有名气。年老后仍然奇想不断、忙活不停，如今百岁了仍过得有声有色，不时给左邻右舍带来笑声。人们说："他人老心不老。"

我们曾两次为百岁老人例行体检，他每次都能带给我们惊喜。

第一次我们去时，他正在推车搬运碎石、木料。问起缘由，他孙女讲道："人老了，我们不让他下田干农活，他就自己偷偷开了一块荒地，种树、种竹，并在竹园里盖了间小草房，为的是他日后搬去住。这不，为了方便，他还准备在这来回必经的小河上架一座桥。他就是好瞎想，闲不住，早晚不停地忙活。"

第二次我们到他家时，正下着绵绵细雨，他正在前厅择棉花。体检时，我们发现他脚上穿着一双编织的、带网眼的七彩乌克兰式长筒靴，样式可谓新颖奇特，引起了我们的好奇心。对此，他孙女说道："他一天到晚奇想不断，自己给自己找活。下雨天出不了门，他就在家劈篾或用自制绕线机绕线，编织成各式各样的筐子、卧席、编织袋、提包，屋里地上、墙上摆放的都是，活像一个陈列馆。最近又给自己编织了这双鞋，穿着它到处显摆，引得大家笑了，他也乐。要不，他怎么活百岁呢！"

从百岁老人的生活里，我们感悟到：有追求才有生机，有追求才有乐趣，有追求才有成果，有追求才有幸福，追求不止，生命不息。人总是能在放飞理想中获得生机和价值，丰富人生，享受生命，这就是"放飞理想富人生，乐在其中享长寿"的道理。

百岁寿星李家才　　能工巧匠现精彩
放飞理想创天地　　自享人乐满欢喜
开荒种植树和竹　　自筹自建一小屋
小河隔断家和园　　积石积料把桥建
问他为何这般忙　　只缘百岁梦乐园
适逢阴雨难出门　　手脑从来不停歇
劈竹缠线到深夜　　编织袋筐和卧席
自劳自享乐无穷　　一生乐在忙活中
人说百岁到了头　　他说明天又是首
寿星天性心开朗　　难怪长寿今世享

寻常生活孕长寿　百岁人间生死恋

（一）寻常生活孕长寿

2007 年 7 月 18 日，我们驱车进入钟祥市大洪山客店山区去探访一对百岁夫妇。在崎岖的山间土路上，在车窗的倒影里，一座座山峦、一片片森林向后掠去，真是大山深处有人家呀。

走过一个池塘堰埂，便进入一片玉米青纱帐。刚走出玉米田，一抬头，见一老旧的土屋门前，一位满头蓬松白发的清瘦老婆婆正在缝补衣物，她就是这次我们要见的女主人——百岁老人吴官琴。看到我们这些不速之客，她急忙把手中的衣物放下，站起来和我们打招呼："你们是稀客。"我问老爹爹哪里去了，她说去田间锄草了。我们正要往房屋右边的青纱帐深处寻找时，突然听到高亢的号子声"呜——喂——"这是老婆婆发出的

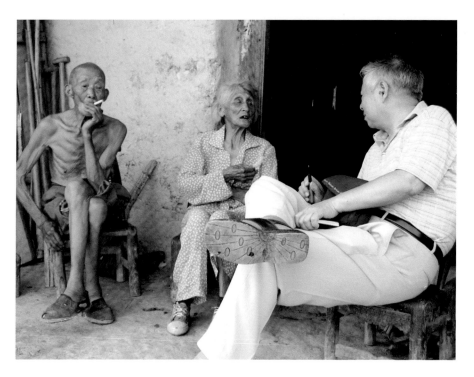

百岁夫妇唐德才、吴官琴（左一、左二）

两个人约定好的寻找信号。我们见玉米丛中应声而动，传出回应，同时，一位老人拿着小铲、杂草和镰刀走出玉米丛，他就是我们今天要见的男主人——唐德才。他瘦瘦小小，赤膊上阵，四肢肌肉凸显有力，皮肤光亮黝黑，肋间肌随着呼吸在起伏，显然刚刚在劳动。他微弓着腰走过来，见到我们赶忙将手中刚除的杂草丢在一旁和我们打招呼。

　　我们边走边聊。我说："您老身子还挺硬实。"他说："近三年差了，主要是腰疼，有时还有点咳嗽，三年前可以说啥病也没有，一生没吃过药、打过针。"我问："您腰疼还做活？"他说："劳动惯了，动动还好些，这片玉米田都是自己种的，基本上能自劳自食，不够儿子还能给点。"儿子盖了新房搬走了，二老在这老屋里单过，这样方便。年轻人喜欢吃干的、硬的，二老牙不好，喜欢吃煮得很烂的，各自随意，免得互生烦恼。二老自己种黄瓜、茄子、葫芦、辣椒、苋菜，老爹爹特别喜欢吃葫芦，所以每年种得多，吃不完的，老婆婆就腌起来。冬天有白菜、萝卜，再磨点豆腐，一年四季有菜吃，想吃啥种啥。喂了七八只鸡，隔三岔五蒸鸡蛋或炒鸡蛋吃。灶就在堂屋里，餐桌就放在旁边，老人求的是一切顺手。老婆婆为了他方便喝酒，总是多弄几个下酒菜，有时也跟着喝两口。老爹爹每天还抽三五支烟，都是女儿、女婿、孙子送来的。儿子每天来给挑水，还会带些吃的，嘘寒问暖，每年杀了猪还给50斤肉，老婆婆熏制成腊肉平日吃。年轻时干活起得早，现在老了就不起早了，早上想睡就多睡会儿，所以他们两老过得很安逸。儿子虽不是亲生的，但胜似亲生。我问："您儿子是抱养的？"老婆婆回答道，是她弟弟的孩子，她是孩子的姑妈，儿子亲生母亲生下他不到一个月就死了，孩子的奶奶要她把孩子抚养长大后再送回去。而她以前生下的孩子都没成活，所以当时奶也没有。为了下奶，她吃尽了民间偏方，粪坑蛆、蚯蚓、鸡粪里长的土鳖虫等，放在瓦片上炕了，研成粉末，和米酒一起炖着吃。一吃一身汗，只想吐，终于来奶了，这才将孩子养活。后来因为弟弟再娶，奶奶也不要孩子了。每当孩子生病，她就日夜抱着，老爹爹白天黑夜到处求医买药，总算把孩子养大成人。所以，儿子现在对他们好得真是没话说。后来，在她48岁、老伴51岁时，他们又有了现有的幺姑娘。

吴官琴老人说，自个脾气"刚"，老伴脾气"皮"，日子过得还和气，一生没红过脸，从不吵架。她说，老伴属龙，今年103岁，她属马也是百岁的人了，只等阎王来接了。我说："阎王还接不走，我们给你们检查过，身体都很好，心肺正常，血压、血脂、心电图均正常，说明你们二老长寿呢！"二老听完同时揖手向我们示谢。

夕阳西下时，我们依依不舍地挥手告别这两位居住在这宁静、偏远大山深处的百岁夫妇。他们的长寿实践告诉我们，寻常生活孕长寿，他们一生粗茶淡饭、自种自食，劳逸适度，顺其自然，轻松自由，心地善良，无奢无求，儿女孝顺，一生和谐，生活美满。

（二）百岁人间生死恋

2008年8月20日，我们再次来到唐德才老人家，只见庭院杂草丛生，门开着，屋空着，灶撤了，火熄了，凄凉孤寂感向我们袭来。原来，女主人逝世了。我们只好照旧日的方向向右边的田地寻觅老爹爹。

在距田地不足300米的灌木丛中，我们发现了正在砍伐荆棘的老人。问他在忙什么，他凄凉地答道："我正在开辟、修筑一条通往我老伴墓地的路，为的是我们相见、说话方便。"原来，半年前的一个深夜，老婆婆突然剧烈头痛、恶心呕吐、昏迷不醒。老婆婆打了七天的点滴，他就守候了七天，但老婆婆还是丢下他走了。当时在一旁的我们，听了无不眼圈湿润。百岁夫妇的深情、恩爱全融在这阴阳连接的道路里，这就是人间百岁生死恋。

百岁朝夕度日月　　日出同耕夜同眠
突降病魔夺妻命　　今朝阴阳两分离
昔日笑容今逝去　　夜伴孤灯思妻归
亡妻别已半年余　　朝思暮恋无归期
斩荆辟路通墓地　　求得相见取便易
寄托哀思情一片　　生魂亡灵永伴随

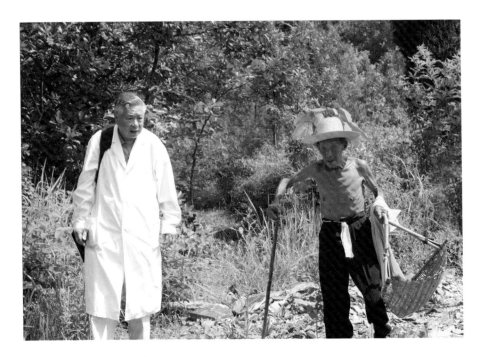

唐德才老人（右一）正在修路

　　百岁老人的婚姻告诉世人，爱是唱响一生最好的和声，爱是创造一生的最强合力，爱孕育了生命，爱为百岁奠基。

　　回忆我们曾经访问过的 8 对百岁夫妻，他们都有同一个答复："我们夫妻一生从未红过脸。"未红过脸，是和谐，是谦让，是理解，是体谅，是真爱。真爱孕育了长寿，不论风云变幻，不论再多磨难，在他们两个人的世界里，陪伴彼此的永远是笑脸。笑脸消融寂寞，笑脸消融苦难。百岁老人为我们解读了爱与寿。

忙中自生乐 愁从闲中生

在利河与汉江交汇口的这一夹角地带形成了一片广阔的平原。南边是起伏的绵绵群山，郁郁葱葱，华山观和玉镇观就坐落其中。随着新中国成立，荆襄磷矿使一个偏远僻静的村庄变得繁荣，车水马龙，热闹非凡。现在村庄又成了风力发电的风口，长龙般起伏的山峦又耸起日夜不停转动的风车，为村庄增添了一道新的风景线。每当春夏季节，一望无际的黄灿灿的油菜花，或是连绵起伏的金色麦浪，加上夹杂在村边地头的桃花、杏花，会把你带入"人在画中游，画在眼前飘"的美景中。这就是钟祥长寿之乡中的一个长寿老人聚集地——磷矿镇联合大队前小河村。

2011年10月20日，我们来到前小河村，走进百岁老人钱宗保的家。他生于1911年5月，一生未离开这片土地，是地道的前小河村人。这年正好是他百岁大庆之年，所以他家的大门框、宗堂均留存着庆典时的贺联、贺匾。除儿孙、亲朋、邻里赠送的外，还有当地政府赠送的。孝道文化在这里根深蒂固，代代相传的民风、民俗在这里得到传承和发扬，这也是百岁老人赖以生存的人文环境。院落里存放着一筐一筐堆积如山的棉桃，一位满头白发、身材高大魁梧的老人，身着短式黑呢子外套，正在撕扯着棉桃吐露出的洁白絮绒。听到有人走来，老人眯着眼睛抬头打量我们，定是在想：哪儿来这么一群陌生人？

我们走到老人面前道："大爷，您忙啊，您是钱宗保老人吗？""我是，你们有什么事？""我们是人民医院的，受政府委派来给您检查身体。"老人感动地说："只有今天的人民政府还惦记我们这些只能吃不能做的百岁老人。"

我问："您识字吗？"老人答："读过几年私塾。"

我问："患过什么病吗？"老人答："一生没得过什么大病，普查血吸虫时说我染过血吸虫，也没管它，至今没什么感觉。"这些年来，我们先后拜访过13位百岁老人，他们均曾有疫水接触史，但未发病，是自身有较强的免疫力，还是本身不具有易感基因，这一直是不解之谜。总之，有疫水接触史而不发病，长寿可能与这种内在因素有关。再问老人一生最痛苦、最高兴的事时，老人说："过百岁寿辰时最高兴，如今世道好、子女孝，我一生劳碌忙活，50岁丧妻，留下三儿一女，家贫口阔，衣不遮体，食不果腹，谁愿进我家门呢？我也无心思再娶，为了儿女生计，整天忙个不停，是忙碌成就了我今生的幸福，有了今天的儿孙满堂。"

走进堂屋，我们看见满墙贴着红纸黑字，笔锋刚劲有力，确有几分功底。我们不觉问道："这是谁写的？"老人腼腆地答道："不成看相，我老来闲着无事，愁得慌，就每天看看书、写写字，既练手脑灵活性，又驱愁散心。"左墙上贴着："吉星高照，延年益寿，天地开朗，日吉时良，鲁班工匠，建造楼房，星明月亮，照耀中堂，红光满地，居住安康。"右墙上贴着："春夏秋冬，四季平安，东南西北，方方有利，务农经商，顺顺当当，心想事成，万事如意。"这些话道出了老人内心的喜悦快乐、幸福安康，也让我们感受到了老人温暖阳光的内心、诸事如意的愉快心情。

当我们问到怎么保有如此良好心情时，他道出了他的人生哲学："忙中自生乐，愁从闲中生。"大家听后受益匪浅。走向他的卧室时，我们见到门框上有一副他人赠送的对联，总结了他的一生："数一生苦尽甘来，活百岁松钦鹤羡。"他就是带着自己的人生哲学，成就了家庭，成就了长寿，成就了快乐，成就了健康。深奥来自平凡，长寿孕育哲理。

百岁寿星钱宗保	一生忙碌不歇停
老人职业本农民	初见好像读书人
若问长老啥文化	只是几年私塾生
随笔能写文和字	书法文章诗词赋
吉星高照展胸怀	万事如意显精神
常读古书和小说	老来闲暇度光阴
细品书中人和事	字里行间引深思
神灵告诉凡人经	人无妄想免灾星
瞎想扰乱好心情	心乱引起神不宁

痴迷之人必伤神　误入歧途害终生
破迷开悟除妄想　享乐一生得健康
人生难免遇苦难　中年丧妻是一关
拖儿带女忙活过　忙活之中自生乐
人盼长寿路漫漫　从不记龄计今天
无悔昨天喜明朝　过好每天无悔怨
心乐自然时间快　不知不觉长寿现

人活一口气　抗争出百岁

那是 2009 年 10 月 22 日，一个金秋的傍晚，树叶已泛黄，棉桃吐出雪白的棉絮，我们一行五人驱车赶到了钟祥市洋梓军营村路家畈，因为这里有一位百岁老人叫路德芳，传说不仅能洗衣做饭，尚能耕种收割，自劳自食，听起来有几分传奇。

在邻居的指引下，我们在老人住处的后山坡上的一片棉花地里找到了她，先没惊动她，只是静静地站在远处观望。这位满头银丝的老人神情专注，时而弓腰，时而站直，攀折着一朵一朵雪白的棉桃絮绒，一把一把地向麻袋里装。麻袋接近装满，我们才走近她的身旁开口："您是路德芳老人吗？"她反问："你们有什么事？"我说："我们来看看您身体好不好。"她说："这么大年纪了，身体还能好到哪儿去，我总觉得双腿打战，活动直喘气，这是在拼命，一切命里定。我这一生，生了三胎，两女一男，均没存活，年近 50 岁才收养一女，就是现在所谓的依靠。66 岁丈夫去世，全靠我一人把她拉扯大。现在她的儿子要结婚，所以他们两口子在外地为儿子的婚事忙活，一年 365 天里 360 天不回家。我想得开，谁不为自己儿女忙活呢！所以耕种收割、洗衣做饭全是我一个人！"老人虽理解，也有怨言。我们帮她将一麻袋棉花搬回家时，两人抬着都觉得有点重。一进门，看到满屋堆积如山的一袋袋棉花时，大家惊呆了，不觉问道："您是怎么弄回家的呀？"她又用"拼命"答复了我们。我们又不觉提出疑问："您一天这么累，晚上回到家还要洗衣做饭，还弄得动、吃得下吗？"她似笑非笑地说："拼命弄，拼命吃。"在我们和她短暂的接触中，路德芳百岁老人的回答中频繁出现了"拼命"这个词，每次吐出"拼命"这两个字时，她脸上表现出无奈与坚持、风趣与幽默。拼命使她乐观，拼命使她坚持，拼命使她收获，拼命使她刚毅，拼命使她无畏，拼命使她健康，拼命使她百岁。我们从"拼命"二字中感受到了她能活百岁的钢筋铁骨、灵魂精髓，没有拼命精神就没有今天的百岁光辉。

进屋坐下，我们向老人请教活百岁的经验时，她又谈到了命。她说："有几次我以为自己必死的，但我没死，一次死成就没今天。一次是被日寇踢入池塘中，人们及时赶到救了我，这是命长；一次两头牛打架，我恰好被夹在中间，幸亏大伙及时把牛赶跑了，这是命大；儿女夭折后，我又得了肾炎，想一死了之让丈夫再娶妻生子，悬梁自缢时，刚好丈夫及时回来救了我，又没死，我自认命好。一次死成都没有今天百岁的我。"

　　我们从百岁老人的人生中，发现了一个活到百岁的哲理：人活百岁是必然，不到百岁是偶然，必然之中藏偶然，谨防偶然当必然。人的生死机缘说明：必然与偶然并存，长寿与短寿同在。这就是百岁老人路德芳一生验证的长寿之道。

秋日天高气又爽　　满地艳丽赛春光

一生眷恋百岁人　　探索长寿四处寻

传说洋梓路家畈　　百岁耕种并收割

金秋晚霞多艳丽　　太阳挂边彩云飞

眼前一片棉花地　　银丝满头身影立

摘棉快捷又准确　　弓下站起多敏捷

触景生情随意问　　"老人忙碌可劳累"

老人回应腿打战　　人要活命就拼命

拼得衣来拼得食　　拼得欢乐能消愁

拼得财银能致富　　拼得健康能增寿

人说长寿有秘密　　我说长寿全靠命

日寇踢我入水中　　被人救起又复苏

两牛相顶我居内　　被人驱散我得救

悬梁自缢刚套住　　丈夫巧归解了绳

一次死成无今天　　百岁成了短命人

必然偶然同存在　　长寿短寿相伴行

谨防偶然促必然　　百岁大典始完成

五谷为食育长寿   动静相宜健筋骨

钟祥市以山清水秀、溶洞称奇闻名，且客店镇又是著名的蘑菇、木耳等山货的集散地。这儿的大山里有一位百岁老人吴春桃，老人出生于1912年，这年她足100岁。我们怀着好奇、喜悦之情和对山里人长寿之因的探索愿望走近她。

在客店镇卫生院背后土岗上一栋新建的平房里，我们见到了身材偏瘦的吴春桃老人。她双眼晶莹闪光，说话清晰洪亮，行动稳健利索，待人亲切热情，是一位很有亲和力的老人。

老人的开头语，一下子就把我们带进了她的世界。她说，她本不是客店镇人，是因为改革开放，她的儿子做起了山货生意，有了点钱，在客店镇上盖了房子，她也就此走出了大山，山里人变成了集镇人。但门前就这点场地，太狭小，活动不开，她过不惯。老人说，她长在元宝塔，在山里住惯了。

这时，老人反问我们："你们知道元宝塔吗？"我还真知道。老人的话勾起了我久远的回忆。

那是1967年，我带队去客店山区巡回医疗，支援农业生产，就住在客店镇黄仙洞口的赵集村。到任后，生产队队长杨怀儿说要带我到村里走一走、熟悉环境。我们出门就爬山，爬了当地的48个拐，才登上了黄仙洞后山的山顶。站在山顶向下俯瞰，在悬崖绝壁黄仙洞后洞口前面，呈现一座村落——水磨坪。"落英缤纷、土地平旷、屋舍俨然，有良田、美池、桑竹之属，阡陌交通，鸡犬相闻，其中往来种作，男女衣着如外人……"这不就是陶渊明笔下的桃花源吗？身临其境，更有一种优哉美哉、其乐融融之快感，这里还真是世外桃源。此时，杨队长发话了："我们从村庄后山上山，拐一个弯，到元宝塔一农户家吃中饭。"这对于筋疲力尽、饥肠辘辘之人，真是特大喜讯。谁知这一拐，拐了一个多钟头才到。进门的惊喜，让人忘却了饥饿和疲劳。屋前有一片园地，种满了牡丹、石斛、川贝、连翘……满园春色，争奇斗艳，香味扑鼻，百花盛开……

当我说到这里时，老人突然打断了我的话，惊奇地问："那时来的那个陈医生就是你啊！""就是我。""你那时多年轻！"我说："您那时也不老啊，尚未60岁吧，一晃您已百岁！我也古稀了。"

老人接着说："那你就知道我原来的家啥样了。那时的田不是在山沟里，就是在石缝里，出门就是元宝样的山石路。走路得从这块石头跳到那块石头上，连蹦带跳前行，所以从小就练就了一双"钢筋腿""铁脚板"。吃的除了盐以外，全是自家养的、田里种的、山上长的、树上挂的，五谷杂粮齐全，苞谷、粟子为主，纯大米饭那是稀罕物。木耳、蘑菇今日金贵，那时山林里到处可以见到。家里每年养猪，但因交通闭塞也运不出去，只能杀了腌制成腊货、熏肉，贮存备用。自己家养鸡，总有鸡蛋吃。日头是时钟，天亮即起床，天黑就睡觉，除了偶尔鸟叫、野山羊叫，山林静悄悄，睡眠无干扰，常年休息好。蓝天白云挂，山泉屋前流，空气多洁净，泉水甜心头。病了、伤了，就到园子里或山里采点草药，一敷、一喝就好了；孩子发烧，就喝点小柴胡或金石斛，很有效；丹皮煮水可治劳伤，活血化瘀；嗓子疼喝点葛根粉，肚子疼喝点木瓜水。我祖父那时从山上带回多种名贵、稀罕药物自己栽种，以备急需，牡丹、石斛就是他从黄仙洞后洞口悬崖上移回栽种的。以前我没打过针，也没吃过西药。现在有个伤风感冒、头痛脑热，不是吃药，就是挂吊针。搬到街上后，活动场地也小了，人也多了，机器喇叭到处鸣，叫人日夜睡不宁。食物也单一，主食就是大米，副食蔬菜随市场，失鲜、失味、失养分。"这种生活她过不惯，老人一心恋从前。一席话，道出了百岁老人吴春桃的长寿经。

自然环境静又净　天赐灵气养人心
满山遍野森林盖　空气洁净富氧分
山峦盛开红杜鹃　夕阳西下映红天
神丹妙药满山长　患病采药不求仙
一生未打西药针　免疫机能维原生

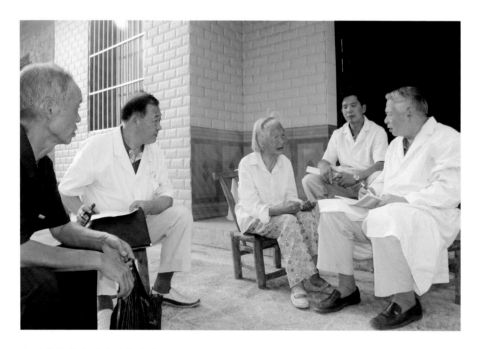

与吴春桃老人（左三）交谈

人文环境原生态　尊老爱幼多和谐

社会环境风尚好　不欺不诈互关爱

日子太平心无忧　心安神逸人成仙

五谷杂粮养人精　动静相宜健人身

天时地利长寿基　国宁人和寿自增

长寿人拥有好心情　好心情促进人长寿

"下了山岗，经过一个堰塘，再上一个陡坡，林场中的那户人家就是百岁老人陈华兰。"这是走在山岗上，一个放牛老人告诉我们这些问路人的。

悄悄走进这座安静的小院儿，我们见到，在四合院右侧厢房门口，坐着一位手中正在择着洁白棉桃絮绒、低头微笑着的老人。对于我们的到来，她全无感知。

我们走近她，好奇地问道："老太太，您在想什么事，高兴得独自发笑啊？"老太太回应道："如今家事、国事、天下事，事事如意，所以高兴想笑。远的不说，就说前天，队里还要我们去投票选举大队主任，我这个老太太还有神圣的一票呢！过去，只有当官的欺压老百姓，哪有干部还受人民管的，你说想了好笑不好笑。再说我们小时候，只听老人指着月亮给我们讲故事，月亮上有一棵大树，树下坐着月亮婆婆，还有玉兔陪着她。我们听着多神奇、多美好、多向往啊！你看现在我们国家科技发展那速度，杨利伟都已经上了天，听说我们国家还要登月呢，你说神不神，美不美？我越想越觉得我活着划得来，想在心里，哪晓得却露在了脸上，叫你们见笑了。"

听了老太太一席话，我们心中感到一种莫名的震撼。时代决定意识，百岁老人也在跟着时代走。

不一会儿，老太太突然转了话题："只顾和你们谈笑了。"转身忙喊孙子，"你还不快点给你爸爸打电话，说家里来了客人，叫他们快回来杀鸡，到池塘打鱼弄饭给医生们吃。"

我们说不用麻烦她老人家了，陪同我们一起过来的镇里管民政的刘主任也说镇里有安排。老人接过话说："现在就是喜事多，政府年年安排给我们这些百岁老人检查身体，发生活补助，像大熊猫一样保护我们，我们也成了国宝了。"

这时，正好老太太的儿子、儿媳骑着摩托车从田里回来了，老太太又说："你看现在多方便，不管人在哪儿，手机一打就通话，心里少牵挂。不像过去，人一走，音信全无。你们看现在下地骑电驴，耕田有拖拉机，插秧有插秧机，收割也有收割机，真是日日新、事事新、样样新，叫你越想越开心，越想越觉得活到今天值，人越活越想活！不像旧社会，面朝黄土背朝天，一天到晚累死人，到头还缺吃少穿、担惊受怕。男的躲抓壮丁，逃难躲日本人，家里有点存款、存粮，还担心贼盗匪抢。那时认为人来到世上就是受磨难的，想开也就平和了，这也就是过去人们说的遇事要想得开，不然无法活。所以，过去人长寿是想得开，现在人长寿是心情好。那时想得开的人少，活百岁的难见，现在人们心情好多了，所以长寿人也就多了。"

　　百岁老人一席话，使我们懂得了"百岁人具有好心情，好心情促使人增寿"的道理。因此，心理因素是影响寿命的最重要的因素。

上坡下坡路漫漫　　岗上岗下绿一片

翻山越岭访百岁　　只为探究长寿理

森林深处一人家　　四合院里百岁居

手持棉桃抽银丝　　老人笑容面绽放

问及老人尊姓名　　正是要访陈华兰

询问老人缘何笑　　只因喜事一桩桩

村上主任我参选　　人民当家成主人

卫星上天探月球　　出工来回骑电驴

耕田全都用铁牛　　人人身带有手机

千里迢迢一线牵　　人到哪里都应声

想着想着满欢喜　　笑溢脸上喜在心

今朝老人活百岁　　越活越多好心情

心情越好越想活　　活到百岁也年轻

回想从前遇乱世　　朝夕难保一生命

面朝黄土背朝天　躲匪逃难无宁日

食不果腹饿断肠　起早贪黑奔生存

想不开就无法活　逆来顺受熬着过

过去久活让人厌　如今百岁国宝献

问我长寿啥原因　首先要有好心情

国强民富人幸福　心花怒放长寿花

随遇而安不妄想　勤俭持家寿而康

走进兰台——古时的钟祥文坛、现代的钟祥一中，去探访一位百岁老人杨薇芬。

老人的名字有着厚重的文化底蕴，说明她出生于有文化的家庭。老人告诉我们，其父原是北京一家报社的职员，日寇入侵北京前夕，人心惶惶，兵荒马乱，本来父亲应随报社迁居南京，却选择了回乡下——久别的故乡钟祥市柴湖镇。这里芦苇丛生，野兽成群，土匪如麻，荒凉、危险，迫使父亲不得不迁回城里。后来城关沦陷，又迁至小镇石牌。

随着时光流逝，她亦长大成人，但还是习惯听从父母安排，没有丝毫个人想法，相信父母是绝对正确的。女孩子的青春是短暂的，很快她就错过了谈婚论嫁的黄金时间。加之她个头高大，还有点文化，能配上她的就更少了，在挑选中又失去了本来不多的机会，无奈只得降低条件，到了能嫁就嫁的地步。这时，已婚丧妻、还带有一女儿的胡元贵上门提亲，她父母认为人好、家境合适，就答应了。

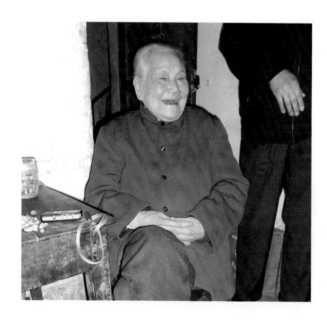

百岁老人杨薇芬

婚后，她自认一切顺从天意，两人还算和谐，家境也算小康。在家无事做，生了一个又一个，一共生了男男女女共 11 个，加上丈夫前妻留下的，一共有 12 个孩子。但儿女也成了沉重负担，养育儿女消耗了她的毕生精力。她说："人的一生哪儿去了，我的一生全让儿女带走了。"

随着儿女长大成人，杨薇芬也渐渐老去。回忆已逝的岁月，她经历了抗日战争、解放战争、"文化大革命"，一个人经历一种苦难已是不幸，她却经历了逃难的恐惧与艰辛、内战的饥荒与贫穷、"文革"的批斗与下放。但她还是走过来了，现在忆起仍充满酸甜苦辣。

"文革"时她们家被下放农村，从石牌一个小集镇到雨林农村，从以做小买卖为生转为以农业为生，这种转变意味着多少困难与磨难。那时，她不知农时、不懂耕耘、不分五谷，四肢无力，但为了生计，她只得多付出、多劳动。趁农闲，夜晚就在微弱的油灯下，剪裁、缝补、织毛衣，做小孩的虎头鞋。凡邻里需要、喜欢的她都做，以工换工分（那时农村劳动价值是以工分来计算的）。她做了很多不同式样的虎头鞋，毛衣花样要的人多，换得的工分也就越来越多了，一群孩子就是她千针万线赚钱养大的。生活使她增长了才干，生活使她学会战胜磨难，生活使她懂得人生苦乐。

当我们问道："您不觉得这一生太冤吗？"老人回答："认冤就会丧失斗志，失去信心和力量，失去追求的目标和希望，人要随遇而安、不可妄想。路在脚下，消沉就没有今天的我，妄想就没有我的百岁人生。"老人说完开怀大笑，笑得那样开心、灿烂、阳光。

我们的交谈结束了，但杨薇芬老人百岁人生绽放的精神永存。随遇而安不妄想，埋头苦干向前迈；开拓未来不畏难，勤俭为本乐其间；油灯点亮人生路，汗水浇灌福寿来，这就是百岁人留给我们的人生哲理。

百岁老人杨薇芬　书香门第小姐身

机不逢时遇乱世　抗日逃难无宁日

内战灾荒无饱餐　"文革"折腾人整人

一生耗去小半生　青春逝去强求婚
居家无事闲无聊　一个一个接着生
儿女成群一十二　儿多母苦千重难
奋斗激起百窍开　勤劳脚下财富来
随遇而安不妄想　埋头苦干向前迈
开拓未来不畏难　勤俭为本乐其间
油灯点亮人生路　汗水浇灌福寿来
一心向着希望走　人生路上乐无边
筑就百人大家庭　迎来百岁寿而康

爱生仁和和生孝　孝滋百岁长寿道

百岁老人中的一个特殊群体以百年实践验证了一条长寿之道。

1998年，我与美国威斯康星大学的老年学家赛克斯（Sykes）、同济医科大学曾尔康教授，在钟祥选择了自然、经济环境不同的四个乡镇，从632名高龄老人中随机抽样走访了136名，发现其中由非亲生子女赡养的老人占19.8%，在我们多年调查的依然健在的百岁老人中，亦有9%依靠养子供养。研究发现，这些老人能活到百岁，除了具有常见的长寿因素外，还有一条长寿链，那就是爱生和、和生孝、孝生寿、寿筑百岁。它诠释了爱的生命力，亦诠释了爱的根基，这就是这个特殊人群用一生实践证明的一条长寿之理。

（一）和谐来自理解　孝道源于知恩

全国著名的磷都、化工部荆襄磷矿所在地——钟祥市胡集镇，曾经以蕴藏丰富磷矿而闻名他乡，现在又因多百岁老人而受关注。

我们例行一年一度为百岁老人体检时，再次来到了胡集镇虎山村115岁高寿的王大英老人家。俗话说，"人熟话自多，相知吐真言"。当我们问道："你一人独居、自劳自食，多困难、多孤寂，能行吗？"老人答道："现在方便，有电、有气，烧水、做饭方便，也想得开。为了孙子上学，儿子、儿媳进城打工，我也理解。儿子不是自己生的，但一直瞒着他。两口子对我很好，穿戴吃喝样样伺候周全，没话说。还提是不是亲生的干吗？！"其实，我们早已从她儿媳妇那里知道儿子是抱养的。一次她儿媳妇对我们说："孩子他爹不是婆婆生的，是她抱养的，邻里早就告诉我们了。但老人对我们很好，我们也得知恩图报，从没把她当外人，没有老人前半生的付出，哪有现在我们这一家呢？所以我们也一直没在老人面前提起此事。"大家心知肚明却相互隐瞒，都是怕疏远对方，是善意的隐瞒。这种隐瞒蕴藏着深情——母爱、子孝。我们发自内心地感动、敬重。人间贵有真情在，不在亲生非亲生，爱生和来和生孝，孝滋百岁长孝道。

（二）大爱无垠贯古今　和谐致孝人寿增

在和由非亲生子女照顾的百岁老人接触中，我深深感受到，人间真情真爱不全在血缘，而在于相互的无私付出、理解包容、体贴关怀、珍惜尊重。

百岁老人周青英，领养姨侄为子。我们第一次见她时，正逢她的百岁寿宴，前来庆贺的大都很羡慕。

百岁老人周清英　儿孙满堂庆寿辰

贺寿嘉宾夸子孝　不是亲生胜亲生

原来儿子系姨侄　亲生父母均早逝

姨妈胜似亲生妈　从无另眼非骨肉

不仅对侄无另眼　儿媳也是亲生待

异姓异母无异爱　一家五代多和谐

慈母一生多劳累　心血倾注儿五代

今日母过一百岁　厚恩永记不忘怀

鲍月英老人这样说："我们夫妇一生未育，丈夫才刚走6年，都说得上是'长寿人'。年过50岁时，我们夫妇才商量抱养一儿养老。"

百岁老人鲍月英　一生未育无亲生

抱养六岁儿一个　照顾两老后半生

老伴陪我到高寿　去世方才六年头

儿媳朝夕相伴随　问寒问暖甚周到

孙儿大学已毕业　现在武汉已高就

每次回家看望我　吃喝穿用全买够

虽无血缘情不变　同样乐来同样亲

夏兰英百岁老人的婚姻经历颇为传奇：改嫁过三个男人，未育一儿一女。在第二个丈夫去世后，为照顾小叔子的三个子女，不让孩子受苦，她决定改嫁丈夫的弟弟，将孩子抚养成人。

飒爽英姿夏兰英　　一米七〇挺拔身

先后改嫁三个人　　二三男人同胞生

自己未有儿和女　　小叔遗子无人育

决心改嫁不出门　　育儿成人业有成

幺儿铁道业务忙　　长居国外少家回

心中不忘慈母恩　　寄钱孝母献深情

孙子多个均就业　　个个待我似亲生

常常回家看望我　　百岁献身不枉生

不论亲生不亲生　　一心付出自然亲

李玉和百岁老人的家庭更传奇，我们多次探望后，他才道出和监护人侄女的关系。

多次探访李玉和　　红光满面气脉和

百岁之人青年貌　　他是真正孤寡人

俗称侄女照顾周　　侄女非亲又非故

追问怎成一家人　　原是继父弟弟生

老年阵发精神病　　发作喊叫四处奔

为了防范老人跑　　安排寿星正房居

侄女为了好监护　　夫妇院落偏房睡

洗衣送饭又喂水　　百日如一不嫌弃

邻里劝送福利院　　侄怕老人遭受罪

自愿劳累吃点苦　　感恩老人昔日情

他献我们前半生　　老当我们报他恩

李玉和百岁老人的家庭印证了爱与生命同在。

养子家庭出高寿　　互爱孝道是基因

异性异宗异血缘　　同心同德同互爱

尔爱我孝互寄生　　互爱互生除私心

共爱共生和为贵　　神和血和气脉和

爱是家庭黏合剂　　越黏越连越紧密

老少和谐筑高寿　　高悬大爱无疆域

爱生和来和生孝　　孝生百岁长寿道

心怀追求乐无穷　人心知足寿自长

湖北省钟祥市文集镇与市区相邻，仅一水之隔；可是在汉江钟祥大桥未建之前，人们想进入市区只能依一叶小舟与凶猛奔腾的汉江搏击 1～2 小时，所以常言道，"隔山容易隔水难"，进城也就成了稀罕事。两地近在咫尺，却遥遥相望，所以那个年代好多人一辈子都没进过城。现在一桥横跨两岸，百岁人陈昌贵也赶回了时髦，把两辆废弃的自行车改装成一辆三轮车，时常踏着它到城里逛一圈，见见世面，尝尝鲜，遇到所需就带点回来。"两个时代两重天，回想过去更觉今日甜。"这是陈昌贵老人刚和我们见面时说的话。同行医生见老人骑车潇洒自如，也想试试，哪知一上去，车子却不听使唤，东摇西晃，大家更加佩服百岁人的"时髦"不易。

陈昌贵老人 1910 年 8 月 30 日生于一个贫苦家庭，兄弟姐妹四人，个个活到 90 岁以上，除老人外，其他三个人晚年均有点精神失常。

老人说："从小我就是一个有想法的人，一心想学门手艺，开始是到豆腐房当学徒，学做豆制品，起早贪黑，推磨摇橹，一切体力活全包，但老板怕泄露秘方，每到点浆的关键时刻就把学徒支开。我感到只卖苦力，学不到手艺，就跑回了家。后又拜师学做面点、生豆芽……但老板都一样。一气之下，我就离家出走去当兵，搞了半年，觉得和自己想学门手艺的想法完全不符，就回家了。长大了，家里也不允许自己再漂泊下去，我只能回家娶妻生子，务农为生。"

老人接着说："终于盼来了好时光，新中国成立了，穷人翻身当了主人，我先后当过贫农主任、乡长、信用社主任、人大代表，样样工作都干过，努力过。可我一个文盲渐渐跟不上时代发展，年纪也大了，就告老还乡了。81 岁时，老伴走了，子女想接我和他们一起过，但我坚持自力更生，自劳自食。现在老了，政府福利也多了，够吃够用，不想给子女添麻烦。我一直坚信，'予人安逸，自己安逸'，现在我一个人生活很如意，国家福利够用，生活能完全自理，一日三餐舒心，活得开心，家居称心，清静安心，一切遂心。"

当我们掀开他饭桌上的网罩时，看到老人做了辣椒肉丝、萝卜、腌韭菜，还有鸡蛋汤等。他说："我餐餐都好几个菜，是多年习惯，早上还会喝一个生鸡蛋。我认为人生再好，也好不过随心所欲，我知足，我长寿。"

老人又感慨地说："一生的遗憾就是前半生没赶上好时代，少年学艺不成，青年四处瞎折腾，壮年翻身得解放，力不从心文化低，告老还乡两手空，仰仗国家度晚年。"

我们从与老人谈心中体会到，长寿人生在于一生追求无限、奋斗不止的精神，把好心情建立在自力更生、不贪求、自作乐、易知足的基础上，"平淡日子找乐趣，寂寞的生活找热点"，心怀追求乐无穷，人心知足寿自长。

我们一行收获满满，和老人告别，希望老人多保重，一生平安。

百岁老人陈昌贵　　兄妹四人皆长寿

遗传基因先天定　　后天因素靠自身

一生乐观好习性　　百岁自造一三轮

骑入城关口尝鲜　　有动有静心得益

一生追求好人生　　生不逢时未有成

总是朝着希望走　　没有寂寞不觉苦

不以贫富论成败　　心安理得得安心

人到晚年妻归天　　坚持独居不靠儿

自己能动坚持动　　给人安逸自安逸

不信上帝和神仙　　只信"从善"得心安

天时地利不由己　　天灾人祸自警惕

知足常乐心安宁　　生活艰苦心甜蜜

人活百岁并不难　　人心无足是祸源

人活百岁动为先　劳逸乐安长寿典

那是冬末春初的日子，树枝在争吐嫩芽，田野绿装素裹，万物复苏，这是生的张扬，是美的开卷，人们向往的春天来了。在人们向往踏青的时候，我们牵挂的却是经过一个严冬侵袭，那些风烛残年的百岁人。

下车后，我们飞奔似的走进磷矿联合村张桂兰百岁老人家。这是一个宽敞的四合院，大门是用钢筋制成的大栅门，我们隔门叫喊："老太太开门啦！我们是人民医院的，来看望您。"老太太提着一件刚洗好、准备晾晒的洁白衬衣，边向我们走来边说："门锁着，我没钥匙。"听完后我们内心感到奇怪：太不应该了，怎么能给老人反锁在家里呢？当民政干部找回在农田里忙活的儿子时，我们带着几分愤怨责怪老人的儿子说："怎么把老太太一个人锁在院内，还把钥匙带走，这样不好吧？"他儿子笑着解释道："这也是没有办法的办法，因为我们一出门干活，她就到园田种菜、施肥、锄草，到池塘担水灌菜地、洗衣，我们多次劝阻没用。我们人在地里，心挂家里，万一出点意外，是一辈子的遗憾、愧疚。无奈之下，只得把她反锁在家里，反正院落大，也不影响她老活动，你们看这满院落晾晒的衣服就是她在家里闲不住洗的，把家里水缸里存贮的生活用水全用光了。"儿子一一数落着，老太太带着歉意含笑着说："我不做心里'没得法'！"这就是百岁老人一生养成的习惯——做惯了，劳动成为生活中的必需。是劳动使他们心安神逸，身体强健。

告别了张桂兰家，我们驱车赶往襄河边的关山镇，为解决吃饭问题，随便进了一家小馆，问老板有什么特色菜时，老板说："我们这里以襄河鲤鱼出名，因此这里长寿老人多。"我马上反应过来，曾几何时在去山西运城的路上也曾听说襄河鲤鱼是闻名全国的特色菜，特色菜名副其实，是不是长寿之因另当别论，因为从未听到一个百岁老人说常吃襄河鲤鱼的。把特色菜打上长寿标签的商业行为实在是一种对长寿的曲解。我们几十年长寿调研得出结论，长寿老人都是寻常百姓，他们过的是普通的生活，吃的是粗茶淡饭。任何把特色菜打上长寿标签，皆有曲解长寿之嫌。

关于长寿，请听听关山百岁老人李芳兰怎么说。李芳兰老人说："我一生喜爱吃鱼，隔三岔五儿女就为我做回鱼吃，要说襄河鲤鱼，我还没吃过。吃鱼是否能长寿或者襄河鲤鱼是否能增寿，我说不好，要我说长寿和活动、心情还真有关系。儿子进城做生意赚了钱，买了楼房，就把我接到城里享清福，谁知进城住楼房上下不方便，仿佛与世隔绝。起初全身不舒服，四肢关节酸疼，医生嘱咐我服保太松，但关节疼未好，又患了高血压，药量与日俱增，病却不减一分。勉强过了一年后，我坚决回农村，出门望四方，田野多宽广，庄稼应季生，百花应时放，时令菜为主，适量蛋鱼肉，做点轻农活，舒经又活络，晚上邻里聚，畅谈满天地，人动就开心，心安祛百病。"一年后我们复诊，她血压正常了，全身也不疼了，容光焕发精神变了样，这年确比往年强。

我们见过百余百岁人，洗衣做饭、喂猪种菜、生活自理者，屡见不鲜，他们的共同点就是，不做心里"没得法"。我们见过全盲百岁人，如老人刘荣英，走进他家时，他正在洗衣，舀水倒水全靠自己，床上床下洁又净，从头到脚整又齐，生活一切靠自己。所以百岁老人长寿的经验之谈是：人因劳动而财富积累、丰衣足食；人因劳动而身强体健、延年益寿；人因劳动而灵活机智；人因劳动而交朋结友；人因劳动而扩展视野、心胸宽广；人因劳动而增识见广；人因劳动而心安神逸。所以，劳动在成就物质的同时，也成就了精神、长寿，这就是劳动与长寿的关系。

> 东有群山多起伏　　西有襄河滚滚流
> 青山绿水联合村　　竹林深居百岁人
> 左邻右舍聚三名　　凝聚政府关怀情
> 慰问体检成常规　　干部医生常登临
> 今日拜见张桂兰　　鼻子碰见铁栅门
> 老妪手握刚洗衣　　苦笑被锁难开锁
> 我们一听心起火　　怎能这样对老人
> 儿媳归来忙解释　　只为老人安全因

老人出门啥都做　种菜锄草浇灌田

洗衣提水池塘奔　我们在外心不宁

反复劝阻她不听　只得强行反锁门

你们今天看到了　锁在屋里也不闲

老人辩解露笑容　不做心里"没得法"

劳碌一生已成习　坐等三餐人多寂

四肢不勤人体僵　人无乐趣心亦慌

劳动方使心得逸　动中才有乐和安

百岁人创长寿经　劳逸乐安是经典

心里得逸体自健　逸享天年寿无限

再访百岁李芳兰　进城一年居楼上

坐等三餐闲度日　四肢不勤关节僵

一年不到百病生　精神日减肢不灵

医药为伴医无效　坚决回乡度日辰

回家守门田园望　心旷神怡乐无疆

随季适做轻农活　傍晚邻里聚家聊

应季蔬菜新鲜尝　身强神爽人自在

心安神逸百病祛　劳逸结合寿无疆

自劳自食自享乐　真心永存享百岁

　　钟祥市九里回族自治乡，有位百岁老人陈先全，1903 年出生于河南省唐河县，父母去世后，随兄迁居钟祥市，练得一手烧砖手艺。如今人到百岁，又被传为奇人，一奇至今未婚，二奇百岁养牛为生，三奇一切自立。带着好奇心，2009 年 10 月 26 日，我们专程来到他家探访。

（一）百岁之人盼姻缘

　　我们在一个池塘边找到了陈先全老人，他正在给牛饮水。当我们问到他这一生怎么不结婚时，他说："我还没了这一生呢，怎么是一生不结婚呢？"我们很尴尬，自愧问错了，应该问"怎么到现在还没结婚"才对。他又笑着说："姻缘姻缘，有姻有缘才能婚配，到现在还未遇姻缘，所以不能乱拉配，那样不能得到幸福，总有一方是勉强的。走着瞧，遇到合适的，姻缘出现再说吧！"老人对婚姻的认真态度以及明天会更好的思维，是不灭的长寿之光！

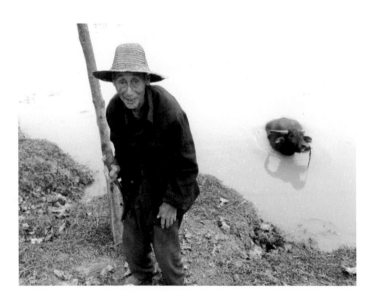

百岁老人陈先全

（二）自劳自食自安逸

当我们和他谈起供养问题时，问道："您一生为兄长一家做了很多贡献，现在侄儿也愿意供养您，还喂牛干啥？"他说："靠人不如靠自己，靠人就是人家的负担，俗话说上有老下有小，负担重、真难受，没说有负担是好的。自己能动，喂牛又不累，还促使你跟着活动，一年卖一头，够我吃喝，既为人想，也为己想，人家安逸，自己也安逸！"

（三）人生欢乐无所求

我说："您喂牛也很苦啊！"他却笑呵呵地说："您看，我手上总是挂个包，包里装着塑料布，还有垫的、盖的呢。赶着牛遍地走，遇有肥沃草地，牛儿忙吃草，它也不再跑，我也得逍遥。头望蓝天，身卧大地，无忧无愁梦中游。牛吃饱，我睡好，起身接着走。天天都锻炼，身体健康着；饭菜自己做，吃喝随意着；游山又游水，自己快乐着；今生获长寿，自己知足着。这样的人生，是苦还是乐？"

（四）百岁养生经典存

从这次访问陈先全老人，我们感受到他的思维活跃，对事物有非一般的想法。百岁老人对婚姻还存有希望，自认为一生未了，始终带着真心追求完美姻缘。不计较一生付出，只怕增加别人负担，蕴含"他人安逸，自己安逸"的人生哲理。百岁放牛，多苦的事啊！他却自得其乐、享受其中，自认是神仙生活。他的一生是心理健康获长寿的典范。

家有一孝媳　福寿双及第

"山岗育丛林，山沟五谷生，山坳人安居，落业享寿辰，丘陵无限好，福录寿临门。"这是钟祥长滩人对自己家乡的赞扬。

在一个艳阳高照的初夏，翻过一道道山岗，越过一条条沟壑，我们终于找到张定安老人的家。只见一妇女躬身床边，正在为老人掏大便，问及才知床上躺的老人是她的母亲，已91岁，因长期便秘，隔三岔五就得用手为她掏一次。

见状，我们说："家有这样一位老人，真够辛苦你了！"这位妇女却笑呵呵地对我们说："这是应尽的责任。我们家曾有三个老寿星，婆婆94岁，刚去世，公公已过百岁，正在堂屋里忙活呢！你们大概是来看他的吧，他好着呢，一天到晚自己忙活，看书写字，缝缝补补，挡都挡不住，他说不做心里'没得法'。"

不做心里"没得法"，看来是长寿人的共性。果然，当我们走进堂屋，只见百岁老人张定安左腿上铺着待缝补的麻袋，右腿上放着展开的书正看呢。我们问道："您老又是补麻袋，又是看书，忙哪一头呢？"老人回答："不是忙，是习惯。做点事，心有寄托神亦安。不是说知书才能达理吗？过去就是因为学习少、不读书，大半生都是瞎折腾。国家领导提出的科学发展观，才真是在科学发展了。新中国成立后，我曾在大队当会计，也算个带头人，上面怎么说就怎么干，脑子一热就瞎搞，现在一想真可笑。要遵守客观规律，领导人懂固然重要，人人都懂更重要。"老人同时还谈到南海局势，说美国和日本又在兴风作浪，可今天的中国已不是昔日的中国了。

老人一席话，心装全天下。这就是当今的百岁老人，身居山坳，放眼世界，反思过去，展望未来，安享晚年，心安神逸。我们不禁感叹道："您这块土地风水真好，一家出了三个长寿老人！"张定安老人说："山好水好风水好，主要还是家里的儿媳妇好。儿媳妇全心全意、起早贪黑，为我们的吃喝拉撒、穿戴洗漱操心劳累，事事无不凝聚儿媳妇的心血汗水。我们这些会吃等死之人，其实都是活在儿媳妇的孝心里。"一个人坚持一天容易，可长年累月就烦了；一个人侍候一人好说，要侍候三人就不易了；一个人得过且过容易，要面面俱到不易；一个人短期能做到无怨无悔，长期生活在这种环境里不易；一个人短期尽职恪守办得到，长年累月坚持坚守不易；一个人一生可能为亲人掏一次大便，长年累月难。可这些，陈定安老人的儿媳却做到了，不能不让我们感动和敬佩。

所以，孝不只是一种责任，更是一种美德。孝是灵魂的净化和升华，孝是全心全意的付出而不求回报，孝是反哺，孝是爱的完整表达，孝是一种无私无畏的精神。只有心存孝道才能坚守，只有心存孝道才能全心全意，只有心存孝道才能无微不至。陈定安老人儿媳的行为，书写了一首孝与寿的乐章。

如同肖相兰、郑启英、黄发珍等百岁老人所说：家中无孝子，百岁难生存。这位儿媳的事迹再次证明，孝是寿的依托和守护神。

山岗丛林百鸟鸣　　沟壑稻菽金浪滚

池塘鱼儿水面跃　　初夏热浪袭路人

一群白衣探寿星　　错进张家屋后门

妇人躬身跪床前　　原是为母掏大便

询问详情方知晓　　家有两位老寿星

吃喝拉撒全靠她　　从早到晚忙不停

走进中堂见寿星　　正是要访百岁人

百岁寿星张定安　　身居中堂四方观

左腿放置欲补袋　　右腿展开正读书

左右开弓不休闲　　动中求乐修寿辰

白衣人赞好风水　　一门两位长寿人

百岁摇头表异议　　寿出孝悌好儿媳

起早贪黑尽孝心　　衣食住行均周全

洗漱掏便不嫌脏　　暑热寒冬不偷闲

寿星感叹出赞语　　孝是寿的守护神

身残心不残　独腿走百岁

万物复苏、生机盎然，春光明媚、百花盛开，我们一群人走进沙梨盛产地——钟祥市旧口镇，周围是一片梨树林。梨树老而不朽、坚韧挺拔，雪白的梨花艳而不妖、洁白高雅，蕴藏着累累硕果。

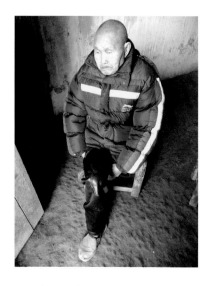

独腿老人陈守进

我们就在这如梦如幻的万亩梨园中，探望了独腿百岁老人陈守进。

我们首先问道："您老今年高寿？"老人答道："我生于民国元年，也就是1912年。"今年是2012年，我正好100岁了。"

当我们祝福老人家幸福长寿时，老人说："长寿算得上，幸福当别论。我出生在一个多灾多难的年代，是从战火、饥荒中走过来的。从世无宁日、生无温饱，到改革开放丰衣足食，用老百姓的话说，是'芝麻开花节节高'。脱离苦难了，日子变好了。但我在60岁的时候，左腿因生恶疮被截了肢，又成了独腿人。从此以木杖代腿，虽有不便，生活仍能自理，可以到处活动，从事较轻的农活。可年龄大了眼睛又失明了，老伴去世后，我渐渐成了儿女的累赘。人说命苦，我想这就是人生，遭遇了就是享受了。享受是福，福能生寿，我能获高寿，可能是因为我遇事想得开吧！"

　　我们接着问道："您老现在全家几口人？"老人说："我虽然儿孙满堂，但家里只有我一个人，进入改革开放新时代，人们都争先恐后走出去，迈向新天地，开拓好生活，我的儿孙也顺应潮流，去了他们向往的改革开放前沿地——深圳，把我托付给了家族的人供养照顾。谈的条件是，家里土地给他种，收成归他，由他照料我的生活。平常主食主要是大米饭，偶尔也换个口味吃点面食，蔬菜都是应时的，萝卜、白菜、青菜、茄子、丝瓜、南瓜、葫芦、豇豆、扁豆，应有尽有；鸡蛋经常吃，蒸肉、煨汤也常有，有时兴致上来，又遇上好菜，也喝个一二两酒。今生活百岁，全靠菜蔬食，时令变品种，足量填饱肚，鲜活保养分，一生少得病，吃好睡得安，体健乐人生。"听到这儿，我们感悟道，生活知足大概就是他的另一个长寿之理吧！

　　我们接着问他："现今一个人住在这一栋大房子里，感到孤寂吧？"老人说："当然是有的，我虽肢残但心不残，顺应改革潮，奔向好生活，智者当支持，愚者才阻拦。回想我们年轻时为生活奔波出远门，孩子还不是哭着、拖着不让走，但能不去在家陪他吗？不能！换位思考，海阔天空。我虽身残但智不残，随着时代发展，通信、高铁发达，交通飞速发展，虽远隔千里，但通话见面都容易，隔三岔五通电话，每逢佳节全家聚，真是国富民强新时代。"

　　百岁一席语，解读长寿因：遇事想得开，知足乐人生；凡事换位想，轻松人自宁；百姓生活过，一生无痴心；心悦体亦健，自然百岁生。

　　当离开陈守进老人的这栋古朴的砖瓦房，我们顿时感觉对人生、长寿、苦乐又有了新的认识。

百岁陈守进　民国元年生

一生多灾难　缺腿又失明

欲知长寿因　解读长寿人

遇事换位想　轻松心自宁

心里一轻松　寿命自然增

要论命里苦　天灾人祸频
战乱与饥荒　相伴近半生
认命甘承受　抗命靠奋斗
忍受与抗争　人生往前奔
知足有常乐　妄想苦一生
遇事能自解　凡事想得开
内心得解放　凯旋百岁门

人生难得见一奇　右位心脏活百岁

　　解桂芳，1907 年出生于钟祥市丰乐镇，这年已满百岁，土生土长，从未离开乡土。现在四世同堂，由两儿供养，大儿 70 岁，小儿 54 岁，均孝顺有加。

　　2007 年，我们走进了她生于斯、长于斯的农家小院。她正在认真磨刀，刀口虽已残缺，却闪着锋利之光。老人视力已经很差了，所以是耳朵最先捕捉到了来人的脚步声，侧耳静听时，我们已快步贴近了她的身旁。

　　老人是一位少言、勤劳、善良的人，问一答一，很少多言，当我们问她磨刀做什么，她答切猪菜。我们问："您这么大年纪怎么还喂猪？"她说："做点事好。"当我们问到她生活如何时，她说："旧社会吃的苦，一言

为解桂芳老人（右一）检查心脏

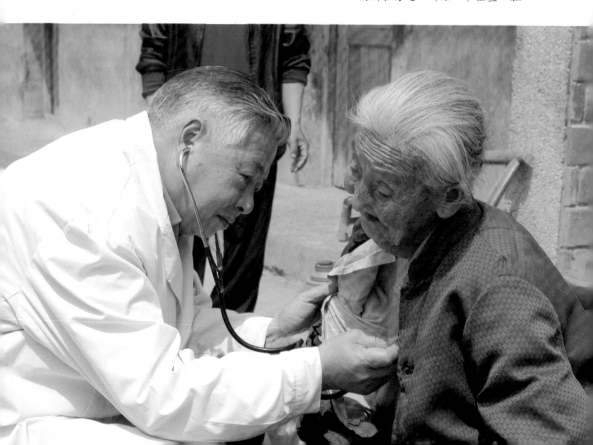

难尽，新社会好，还麻烦你们来看我。"她儿子接着说："她一生勤劳，现在百岁仍不停歇，总在家里找事做，洗衣、择菜、扫地……整日忙个不停，她总说不做事，全身难受。每天切两大篮子猪菜，切得又细又好，猪喂得又肥又大。"邻居也称赞道："老太太猪菜切得最好！"她总不停歇，但一生未患大病，仅在"文革"时，下颌曾长了个鸡蛋大的包，医院诊断为颌下瘤，住院摘除后，至今无事。也就是那次住院，医生才发现她心脏长在右边，但她从无心慌、气喘的情况。我们检查一听，心脏真的长在右边，以往只见文献记载右位心可以长寿，今天我们有幸亲眼见到，真是难得。

世上不负有心人　百岁也有好记忆

2008 年 9 月 2 日，我们走进钟祥市畜牧局的家属大院，见到一名满头银丝的老人，她正和一位拉着板车的青年农民在互相推让什么。走近一问，原来几十年前老人曾为这位年轻人的父母做媒，成就了一段婚姻。这位青年自称是老人的干孙子，这年新花生刚上市，为老人送点鲜货尝尝新。老人说农村人辛苦，坚决不收，这就是我们要访的百岁老人严兰英。

严兰英于 1907 年 4 月出生在黄陂县祁家湾。1949 年随大女儿从武汉移居钟祥市。她一生爱做好事，积德行善，和家人、邻居老少相处均很和睦，几次本可搬到面积比现在大得多的新居，但老人总是不愿意。

老太太自幼家境贫寒，未能上学，但由于家住学校旁边，常年跟着学生朗读，也背得一些课文，如学生那时天天朗读孙中山总理遗嘱，她也跟着朗读，天长日久，也就能熟练背诵了，至今还能背诵全文。老人说着就为我们背诵起来："余致力于国民革命，凡四十年，其目的在求中国之自由平等。积四十年之经验，深知欲达到此目的，必须唤起民众，及联合世界上以平等待我之民族，共同奋斗。现在革命尚未成功，凡我同志，务须依照余所著《建国方略》《建国大纲》《三民主义》及《第一次全国代表大会宣言》，继续努力，以求贯彻，最近主张开国民会议及废除不平等条约，尤须于最短期间，促进实现。是所至嘱。"老人流畅地背完了全文，既无停顿、思索，更无遗漏，百岁如此好记忆，世间可称一奇迹。

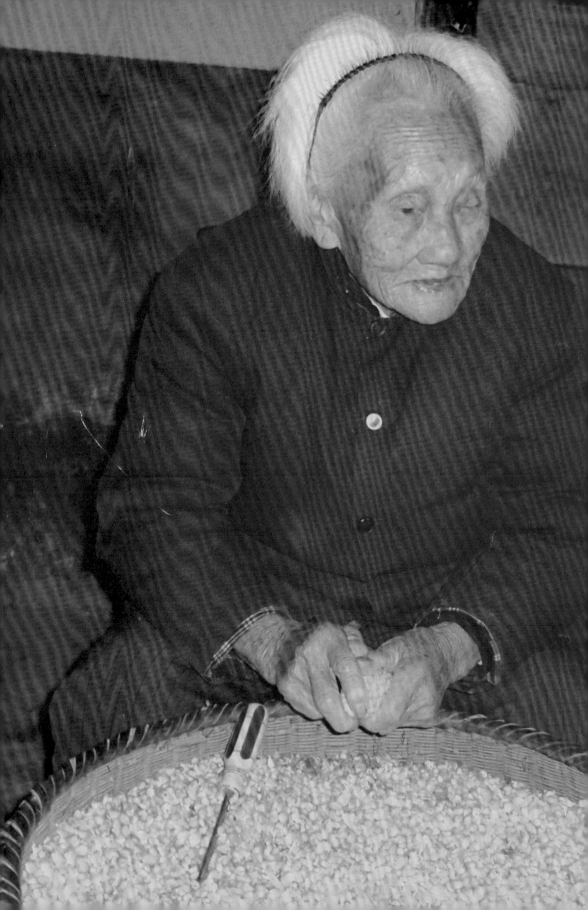

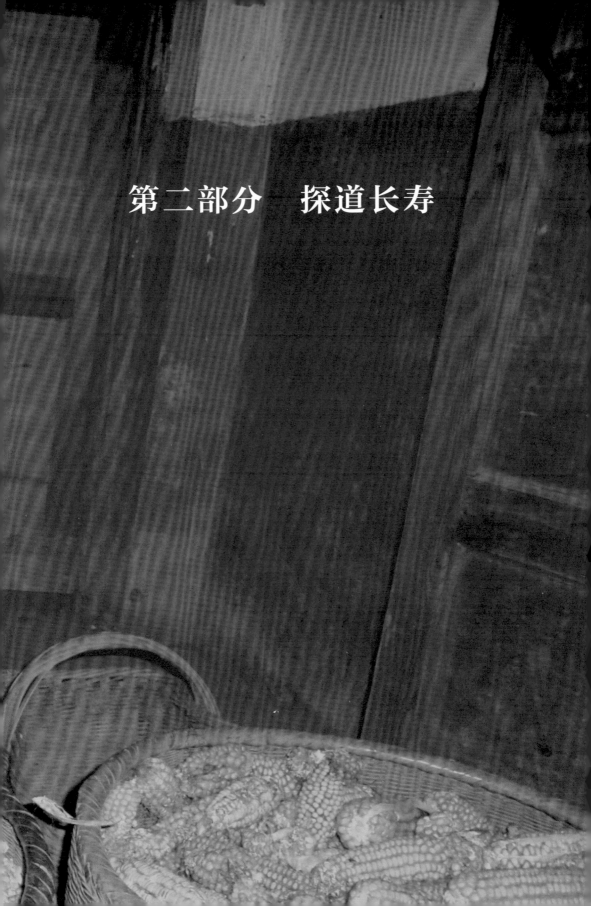

第二部分　探道长寿

钟祥百岁老人长寿的共性探讨

百岁老人是成功的长寿实践者，从他们的一生去探索长寿之道，是一条循证之路。我们身处钟祥 20 多年，沿着这条道路，走乡串户，和一批又一批百岁老人相识、相熟。从多次交流中发现，百岁老人有如下共性。

一、具有被动逃逸动脉硬化形成高峰期的共性

百岁老人在谈起中青年时期的生活时，均提到"挨饿"这个词。他们曾遭遇战乱、贫穷，劳动强度大，这使他们在 35 ~ 55 岁被动逃逸了动脉硬化形成高峰期。调查结果表明，百岁老人身上具有无代谢综合征、动脉硬化性疾病推迟、心肌梗死多呈局限性隐匿发病的明显特征。因此，中青年时期养成合理的生活方式，是通往长寿之道。

二、具有饮食结构平衡的共性

其饮食结构具有少淀粉、瓜菜代的特点。当地人常吃米茶就是例子，少量米煮一锅，解饥又解渴，做饭、煮粥均加瓜、加菜，减少米面摄入量。进餐习惯多是中午干饭、晚上稀饭，菜品具有多样、时令、新鲜的特点。百岁老人的饮食习惯是以粮为辅、以菜为主，以粒放盐、以滴放油，形成了以菜下饭、少盐少油、科学合理的饮食原则。

三、具有长寿五联征的共性

闲不住是第一征　身体强健行动灵

想得开是第二征　苦难面前不压顶

心眼好是第三征　积德行善心自静

少生病是第四征　先天后天互为因

血脂优是第五征　动脉硬化延后生

百岁老人视劳动为第一需要，终身坚持，所以他们虽百岁仍身强体健、行动灵活。大量事例证明，百岁老人遇事想得开，在灾难面前不惊慌失措、悲观失望，而是从容面对、自我开解，永葆乐观向上的精神。心眼好表现在严于律己、宽以待人，与人为善。少生病既有先天遗传因素，也有后天维护作用，他们起居有常、饮食有节、劳动适度。血脂优质表现为百岁老人的高密度脂蛋白胆固醇（HDL-C）水平高、低密度脂蛋白胆固醇（LDL-C）水平低，这是动脉硬化所引起疾病延迟发生的重要原因，也是他们生活方式、饮食习惯合理在长寿中得到验证的依据。

四、具有夫妻恩爱、家和子孝的共性

我们曾走访 8 对在世的百岁夫妇，"一生未红过脸"是对他们一生和谐、恩爱的生动表达，爱在长寿中的作用已被世人关注。同时，在我们调查过的百岁老人中，不论亲生子还是养子，均有一部孝经、献出一片孝心。一位百岁老人的感言说明了孝道在长寿中的重要作用，"有母才有子，世人均皆知；有子方有母，百岁人悟懂。年迈体衰时，子是母支柱，吃喝拉撒睡，全靠儿照顾，没有孝道儿，哪有百岁佬"。我们在百岁老人家里，深深体会到"家中无孝子，百岁难生存"的道理。所以，爱是滋生孝的净土，孝是滋生寿的厚土。

五、具有体液内环境稳定的共性

我们反复进行血液生化检测发现，百岁老人血糖、血脂、肝功酶、血常规均在正常值范围内，说明维护正常的体液内环境是得以长寿的基础。

上述五大共性，是百岁老人的长寿之道，也是向往长寿的人们的学习之道。

饮食与长寿

一、从钟祥百岁老人的"吃"中感悟健康长寿之道

人的机体组成与生命延续无不与饮食密切相关。百岁老人是探讨长寿的活化石，解读钟祥长寿之乡中百岁老人的饮食特点是研究长寿人饮食的最好方法。

（一）钟祥百岁老人的饮食特点

（1）主食具有低热量、高纤维素的特点。过去，钟祥人一年中几乎有半年以吃米茶为主，用大麦和大米混合炒后再煮，少量米就可膨胀成较多的米茶，易达到饱腹感。据文献记载，大麦米茶古时就用以消暑解渴，富含维生素 E 及纤维素，有防老化、降血糖的作用。食物纤维可以吸收消化道中的水分，减少被吸收进血液中的糖，有助于维持人体的精力水平，并能预防便秘，还能防止食物在肠道腐烂，很多肠功能的紊乱都是食物腐烂造成的。

百岁老人所食主食的另一特点是饭、粥中掺入瓜菜，常见的有南瓜饭、粥，胡萝卜饭、粥，红薯饭、粥，腊菜饭、粥，芥菜饭、粥等。它们既具有丰富营养成分，又有低热量、高纤维素的特点，对预防高血脂和高血糖症、抗氧化、防衰老、抗癌都有作用。

钟祥百岁老人的主食还有一大特点即多葛根粉。以葛根粉代主食，既

能解决饥饿，又保证了营养。葛根粉能清心明目、解毒清热。据检测，葛根粉中含有3%的黄酮甙，有扩张血管的效果，尤其对缓解小脑血管疾病有明显作用。

百岁老人的主食以蒸、煮为主，少煎、炸，实践证明百岁老人所吃主食及烹制方法都是合理的、科学的。

（2）百岁老人的副食具有多样，时令，维生素、微量元素高的特点。

◎ **萝卜**。有红萝卜、白萝卜等品种。萝卜含有多种酶，如淀粉酶，可以分解淀粉，还能预防胃下垂、胃炎、胃溃疡等疾病。除此之外，还含有分解脂肪的脂肪酶、分解蛋白质的蛋白酶和具有很强解毒作用的氧化酶，并含丰富的维生素 C 等，所以它能诱导人体自身产生干扰素，增加机体免疫力，并能抑制癌细胞的生长，所以常常吃萝卜可降低血脂，稳定血压，预防动脉硬化、胆石症等疾病。

◎ **白菜**。低热量，有减肥作用。它含有丰富的钙，而且钙、磷比例适宜，易于吸收，同时还含有一种能预防乳腺癌的雌激素，其含量约占 1%。它还含有硅元素，能迅速将铝元素转化成铝硅酸盐排出体外，防治老年痴呆症。硅在骨骼及结缔组织生长中能起很大作用，同时还具有软化血管、预防人体衰老的功能。白菜所含的吲哚 -3- 甲醛，能产生一种酶来抑制癌细胞生长及扩散，所含的维生素 U 可治溃疡病，所含的酒精融解酶可解酒。

◎ **藕**。藕含有丰富的维生素及微量元素，维生素 K、维生素 C、铁和钾的含量较高，特别是它含有一种黑色的涩液物质——丹宁酸，具有极强的抗氧化、防衰老作用。藕可以预防动脉硬化和癌症的发生，还具有消炎、收敛的作用，可以消除血管组织的炎症，发挥止血作用，且具有治疗胃及十二指肠溃疡、预防复发等功能。

◎ **南瓜**。含有果胶和微量元素钴，果胶能延缓肠道中糖和脂质的吸收，钴是胰岛素合成的必需微量元素，这也是现今流传南瓜能防治糖尿病的由来。

◎ **大蒜**。钟祥人吃蒜四季不断，大蒜具有 15 种抗氧化物质和 30 种抗癌物质，如二烯丙基硫醚、槲皮酮，可以对抗亚硝酸胺和黄曲霉素等致癌物质。还含有较全面的微量元素，尤以钾和磷的含量较高，同时含有一种叫硫化丙烯的辣素，其杀菌能力相当于青霉素的1/10，所以有很强的抗感染功能。大蒜也是富硒食物，利于胰岛素合成，对防铅中毒也有作用，且能保护肝脏，提高肝脏解毒功能。大蒜还有降血脂、预防冠心病及动脉硬化的作用，并可防止血栓形成。

◎ **葫芦、西葫芦**等。这一类均具有促进胰岛素分泌的作用，并含有一种干扰素诱生剂，刺激机体产生干扰素，能增强免疫功能。

◎ **菠菜**。含丰富的铁及维生素 C，能提高铁的吸收率，并促进铁与造血的叶酸共同作用，有效预防贫血症。菠菜还含有一种与胰岛素非常相似的物质，使血糖保持稳定，同时还含有丰富的胡萝卜素、维生素 A、维生素 B2 等，能保护视力，防止口角炎、夜盲症等病症。菠菜含有大量抗氧化剂，具有抗衰老、促进细胞增殖、激活大脑功能的作用，也有助于清理肠胃的热毒，防治便秘，使人容光焕发。

◎ **豆类**。有大豆、蚕豆、豌豆、绿豆、豌豆、豇豆等，产量大、种类多，钟祥人多会做豆制品。大豆及豆制品具有抗癌、降胆固醇、抗动脉硬化的功能，健脑益神。大豆含植物雌激素、植物异黄酮、亚油酸，能阻止细胞中络氨酸合成黑色素所需要的酶，能防色素斑、老年斑的形成。大豆还富含铁、锌、硒、锰、钾等微量元素，是增强机体免疫力的重要元素，有激活胸腺素、增强免疫反应和 T 细胞功能的作用。

蔬菜生长具有季节性，因生长季节不同，蔬菜品种不同，对人体的作用也就明显不同。如夏季生长的蔬菜多具有清凉、爽身、利尿的作用，如黄瓜、西瓜、丝瓜、竹叶菜、莴笋等；冬季蔬菜多具有温补的作用，如山药、韭菜、萝卜、藕等。所以百岁老人"因时而食"，不吃反季节食品，在其健康长寿中具有重要意义。

◎ **肉食**。百岁老人前半辈子都处于少肉食状况，除逢年过节外，难得有肉吃，几乎处于低脂、低热量、高纤维素的饮食状态，有效减缓了动脉硬化进程，为健康长寿奠定了基础。

◎ **食油**。百岁老人一生常吃三种油，即麻油、菜籽油、棉籽油，常常是麻油、菜籽油混合或麻油与棉籽油混合，这些植物油所含的不饱和脂肪酸是不一样的，有的含亚油酸，有的含亚麻酸、四烯酸，但都是人体所需的不饱和脂肪酸，百岁老人具有良好的血脂水平可能与食油有关。

◎ **酒**。百岁老人中多饮酒者，百岁老人中饮酒者占 50%，饮酒量在 2 两以内。至于他们饮酒的原因，居首位的是缓解劳累、振奋精神、激发情绪；其次是为抗寒、安眠。资料证实，适度饮酒与减少心血管疾病和保持血脂水平稳定有关。

（3）百岁老人的摄食方式有早、午餐吃饱，晚餐少吃的特点，这既保证了体力，又能防止血脂、血糖过高。百岁老人中少有肥胖者，无高血脂、无高血糖者。

（二）钟祥老人独特的健康长寿现象是验证百岁老人一生"吃"得科学、合理的最好依据

钟祥百岁老人长寿健康，除了独特的自然环境、社会环境、先天基因等综合因素外，一个重要原因就是他们一生"吃"得科学、合理，其依据如下。

（1）他们一生保持良好的血脂、血糖水平。我们检测了 45 名在世百岁老人和 54 名青年农民的血脂，结果见表 1。

表 1　百岁老人与青年农民的血脂项对比

单位：mmol/L

对象	血脂项			
	总胆固醇	甘油三酯	高密度脂蛋白胆固醇	低密度脂蛋白胆固醇
百岁老人	4.36	1.28	1.61	2.16
青年农民	4.86	1.56	1.47	3.00

表 1 结果充分说明百岁老人与青年人相比，不仅血脂水平正常，而且更优。另外，我们在多年调查中发现，百岁老人的血糖、转氨酶水平均无异常，乙肝感染率仅为 29.55%，低于全国平均水平，这些和"吃"相关性

较高的疾病明显减少，更充分证明百岁老人一生吃得科学、合理。

（2）他们的机体免疫力强，生病少或不得传染病。如一辈子生活在血吸虫疫区的张桂芝、左氏、李秀英、郭兴权、周兰芳等 5 名百岁老人没有得过血吸虫病，说明他们有较强的免疫机制。美国的萨利·比尔教授说，良好的饮食习惯和健康的生活习惯加在一起，可以产生强壮的基因，并传给下一代，多代传递中形成抗御疾病的遗传免疫机制。钟祥百岁老人的表现证实了这一观点的正确性。

柴湖移民的长寿现象也是吃出健康长寿最好的证明。1968 年，由于丹江口水利工程，有 4 万多人由河南淅川迁到钟祥。1989 年在我们调查的迁移人口中仅有 1 名百岁老人，现在已增至 6 名。而留守淅川的 64 万人中现仅有 4 名百岁老人。移民讲，在淅川时高龄老人很少见，食道癌发病率居高不下，来钟祥后情况明显改变。其主要的原因是环境改变和生活方式改变，特别是饮食结构的改变，食物品种、烹制方法均逐渐当地化，同时新鲜蔬菜的品种和数量也明显增加，这是吃与健康长寿密切相关的最好证明。

百岁老人给我们提供了经历史验证的长寿食品和追求健康长寿的生活指南，但这一巨大的人类宝库，尚待我们进一步开发。

二、长寿之乡钟祥的饮食特点

湖北钟祥作为长寿之乡延续至今、世代兴旺，百岁老人数量与日俱增。俗话说"民以食为天""一方水土养一方人"，前者道明了饮食在人生存中的重要作用，后者说明各地因水土各异，饮食不尽相同，这就是各地长寿者多寡不一的原因。钟祥独特的饮食文化是决定钟祥人长寿的基础。

钟祥市地处中原，四季分明，雨量充沛，汉江从中穿过（钟祥段长144 公里），湖泊星罗棋布，水资源丰富，气候适宜（年平均温度 16.9℃），日照量多，土壤质地优良、肥沃、酸碱度适宜，地貌多样，平原、丘陵、山区兼有。这种优越的地域条件决定了食物品种的多样性、时令性、高质性，使钟祥在饮食文化上形成了独特的"以菜下饭、无菜不成席"的菜文化，吃菜讲究品种多样、时令，每餐都有 6 ～ 8 个菜。钟祥人吃的菜不仅限于家常菜，而且常吃郊野生长的野菜。在对百岁老人调查中，我们把钟祥人吃菜的特点总结为一首民谣。

人说吃菜能增寿　其中奥妙需深究

百岁老人是真师　传给秘经十字求

新鲜时令当首选　多样异地不可丢

足量天天要考虑　身体强健康而寿

钟祥人的饮食具有四个特征。

（一）饮食具有药食同源特性

钟祥人常吃的食物中，很多本身就是药物，如野菜鱼腥草、枸杞芽、荆芥、小蓟芽、野竹笋、葛根粉、野蘑菇等，含有丰富的生物碱类黄酮和植物雌激素。20世纪70年代，我们在钟祥张集山区发现了一种类似山药的根茎植物，当地人叫它拦蛇箭，饥荒年代曾用它炒菜或煨汤，后来当地更多地用它治疗痛经和心口痛。研究证实，其学名为木防己，内含丰富的生物碱黄酮甙，具有极好的镇痛、抗凝作用。这是当地经科学验证的药食同源的一个最好例证。

（二）饮食具有低糖特性

蔬菜吃得多，主食摄入量相对减少，也就是淀粉、糖摄入量减少，过多的糖类食物是损害健康的主要原因之一，进食足量蔬菜是健康的生活方式。

（三）饮食具有"四富"特性

钟祥是一个典型的以植物性食物为主的地区。中美曾多次合作对我国部分省（区、市）的膳食、生活方式与疾病、死亡率的关系等进行研究，结果证实中国传统的植物性食物为主的膳食更利于健康，患癌症、心脏病、糖尿病的概率更低，血脂也会更低。其作用可以用一首歌谣概括。

首富类黄酮，种质各不同　扩管又活血，永把青春驻

微量元素富，保证好酶谱　代谢无障碍，养生一宝物

维生素丰富，生命活力注　缺乏就是病，不缺护长寿

纤维素更富，排毒一要素　润肠又助动，永葆人轻松

（四）饮食烹调方式具有科学合理性

钟祥人吃肉以蒸、煨为主，而且蒸肉时常和豆制香干或各种鱼片混合蒸制，肉的下面垫以各种蔬菜，即当地所说的蒸菜。这样既降低了热量，又增加了菜的风味。煨的汤内常加萝卜、山药、莲藕、黄豆、豇豆、豌豆等，不仅避免了煎炸所带来的反式脂肪酸的危害，而且增强了蔬菜对人体的保健作用。

三、论钟祥的饮食文化形成与长寿兴起

饮食文化是文化的重要组成部分，当然也是钟祥兴起发展的动力，也是钟祥人长寿的主要因素。所以，探讨长寿必须始于饮食文化认知的深化。

（一）饮食文化概说

饮食文化，简单来说就是概述吃的起源与发展、吃什么、怎么吃，以及吃后的影响。一切与吃相关的认知深化的过程，就是饮食文化的发展过程。从填饱肚子的生理基础需求到讲究色香味美，再到追求营养、养生的功能，就是饮食文化的发展过程。

（二）钟祥饮食文化形成的主要因素

（1）地理因素。一个地区所处的地理环境是饮食文化形成的主要条件。钟祥所处地域四季分明，主产稻谷，其次是小麦、大麦，所以钟祥人形成了以大米为主、面食为辅的饮食习惯。

钟祥历史上就是战略要地，兵荒马乱之际，常闹饥荒。人们为了生

存，发现了多种可食性物种，促使可食性食物品种的开发出现明显的多样性。

钟祥地处中原，受四面八方的影响形成了多元化的饮食文化，既具北方特色，又具南方风味，麻辣酸甜均有，清淡肥腻俱全，煨炒蒸烤全可。

钟祥地区油作物少，不产盐，形成食物多清淡、少咸腻的特点。

（2）信仰因素。自古钟祥庙多、道观多，佛教、道教、伊斯兰教在钟祥均曾兴盛一时。佛教于唐朝传入钟祥，民国时全县有寺庙112处，包括城关报恩寺、吉祥寺、旧口莲花寺、石牌崇乐寺、东桥龙泉寺等；道教在钟祥兴盛于明代，民国时全县有道观33处，包括城区元祐宫、玄妙观、白鹤观以及石牌上贞观等名观，磷矿镇联合村一地就有玉镇观、华山观、威镇观等；伊斯兰教自元代传入钟祥，民国有清真寺10余处，教徒3000多人。这些宗教信仰的传入、兴盛和多样的宗教饮食习俗，造就了钟祥多元的饮食文化，即以素为主，猪、羊、牛肉并存，道佛教的养生文化也对钟祥产生深远影响。

（3）民风、民俗因素。逢年过节，钟祥人喜好宴请亲朋，十碗大席，花样多、味道美。钟祥还流行一种"尝新"的风俗，一种作物刚成熟或尚未完全成熟时，主人就创作一款美食，如小麦或大麦刚灌浆尚未完全熟透，就磨浆做成各样食品供人品尝，如碾粘、糊饼、煎饼、鸡脑壳等，这也是促进钟祥饮食文化创新、发展的一大因素。

（4）宫廷饮食文化因素。嘉靖皇帝的父亲——兴献王由京城来到钟祥，不言而喻，必然带来宫廷饮食文化，蟠龙菜就是宫廷饮食文化在新时代的一种创新。另外，如龙须肉、鞭打绣球、糖醋里脊、凤凰抱蛋、爆炒肚尖、松枝鳝鱼等，均具有浓厚的宫廷饮食文化特色。

（5）民间草医、草药因素。钟祥地处大洪山及荆山山脉，草药资源丰富，如走访百岁老人时就发现他们常用青蒿芽煮粥、煎粑粑治感冒，身上疼就喝金骨苑泡的药酒，用拦蛇箭煮水喝治头疼、头晕、月经不调、痛经等。此外，钟祥盛行以甜菜头（狗棘）、鱼腥草、齿苋芽（小蓟）、葛藤花为菜。钟祥草医、草药流行更是促进了饮食文化发展。

（三）钟祥常见食品及其功能

◎ **米茶**：大米与大麦混炒至焦黄后煮制而成，利降糖、降脂、补充水分。

◎ **蟠龙菜**：吃肉不见肉，荤而不腻。易于贮存、携带。

◎ **泡泡青菜**：炒、蒸、炖均宜，既具植物蛋白，又富含维生素。

◎ **小红萝卜**：个小、鲜红，香脆清甜，宜生吃、凉拌、腌、泡，亦可炒、煨、炖，是不可多得的美食。其味绵长，令人回味无穷。除了具有丰富的维生素，还具有预防疾病的干扰素。

◎ **独蒜果子**：洁白晶亮，当地盛行腌制，加糖、盐，常年备用，是不可多得的美味。既抗菌、抗氧化，又能增强机体抵抗力。

◎ **莲藕**：当地人喜食藕，销售量大。藕的制作方法甚多，最常见的吃法是用猪骨头或猪蹄煨，清炒、醋溜、蒸、炸亦可。藕具有单宁酸，可抗氧化、止血、生津。

◎ **鸡蛋**：非钟祥特产，但钟祥人喜好吃鸡蛋。20 世纪五六十年代，钟祥调出蛋量居全国之首。喜好吃鸡蛋也是有特别之处，自家改善生活、来人待客、增加营养，均以鸡蛋为主。民间喝生鸡蛋或冲蛋花强体者大有人在，也被列入钟祥特色。它是钟祥人长寿、健体的保证。

吃鸡蛋的好处众多。其一，鸡蛋是人体蛋白质补充的最佳原料。鸡蛋的优质蛋白质对肝组织损伤有修复作用，蛋黄卵磷脂可促进肝细胞再生。其二，吃鸡蛋可以健脑益智，提高记忆力。其三，鸡蛋中的蛋白质可被小肠中的酶催化转换，产生具有抑制血管紧张素转换酶活性能力的多肽，使其不转换为血管紧张素 II，从而改善血循环与血压。其四，具有强效抗氧化作用的谷胱甘肽的原料半胱氨酸主要在鸡蛋中。一个鸡蛋约含 146 mg 的半胱氨酸，其中大部分在蛋黄中。其五，鸡蛋含有卵磷脂，还可促进胆固醇脂乳化，促进排泄。此外，鸡蛋对人体胆固醇影响不大。因为人体胆固醇主要在体内合成，食物对其的影响只占 30%；鸡蛋每 100 g 含胆固醇 680 mg，一个 50 g 的鸡蛋只含胆固醇 340 mg，按吸收率 50% ～ 70% 计算，仅有 170 ～ 230 mg 胆固醇进入血液中。人体胆固醇正常值为 110 ～ 230 mg，吃一个鸡蛋每 100 ml 血液仅使胆固醇增加 7 ～ 9 mg，所以影响不大。

◎ **莴麻菜**：形状似生菜与莴苣，可以生吃或凉拌，现已少见，近乎绝迹。

◎ **豇豆**：当地习惯煨着吃，常与熏肉蹄膀一起炖，富含植物蛋白，与豆类同功。

◎ **荷兰豆**：扁形、颗粒小，当地多煨着吃，味美。

◎ **麦芽糖（打糖）**：以大麦芽为原料制成。以前是当地糖食的主要原料，如麻糖、焦切、糖果子、糖片子等糖食。

◎ **腐豆腐**：豆腐生霉后（一种毛茸茸的丝状真菌，乳白色），撒上盐与五香辣椒粉，装瓶，待盐溶入豆腐即可食用。

（四）钟祥饮食文化对长寿聚集的作用

钟祥人长寿的背后，其饮食文化起着重要作用。自古以来，中国是一个以素食为主的国家，钟祥又是其中的代表。调查证明，素食人群多长寿，癌症、冠心病发病率明显低于西方，所以西方发起饮食文化革命，喊出了"远离红肉，多吃蔬菜"的口号。

另外，我们对钟祥以吃蔬菜为主，同淅川以吃主食（面、红苕）为主的人群进行调查发现，两地长寿人口有明显差异：淅川人口 64 万，百岁老人 4 人；钟祥人口 105 万，百岁老人 81 人。1966—1978 年，从淅川搬迁至钟祥 11516 户、56237 人，1986 年迁移人口中仅发现了 1 名百岁老人，2008 年出现了 7 名百岁老人。除此之外，两地消化疾病的发病率亦具有明显差异。2009 年对两地老人进行胃镜检查，食管炎淅川检出率 28.8%，钟祥检出率 2.7%；食道癌淅川检出率 2.7%，钟祥检出率为 0%。

当前认为，预示着人体健康长寿的两大代谢指标为血脂及同型半胱氨酸。经我们在钟祥的长期检测观察，百岁老人具有优质的血脂结构——高密度脂蛋白胆固醇及低密度脂蛋白胆固醇水平正常；同型半胱氨酸 90% 正常或轻度偏高，中度偏高者不到 10%，无严重高者。百岁老人良好的代谢情况来源于合理的饮食结构，钟祥人良好的饮食结构造就了长寿。

　　钟祥人悠久的、丰富的、科学的饮食文化正在不断地改变、巩固着钟祥人的长寿基因，必然带来钟祥长寿人数的持续增长，历史、现实均已经或正在证实这一结论。

防老抗衰促长寿

一、要想人长寿　善把五征修

实践是检验真理的唯一标准，百岁老人的一生凝聚着经实践检验的长寿之道。在 20 多年的对百岁老人的调研中，我们发现百岁老人都具有五大共性，实践告诉我们：要想人长寿，善把"五征"修。

闲不住是第一征　强身健体行动灵

想得开是第二征　苦难面前不压顶

心眼好是第三征　积德行善心自静

少生病是第四征　先天后天互为因

血脂优是第五征　动脉硬化延后生

（一）第一征：闲不住

我们在走访百岁老人的过程中，常看到他们还在从事力所能及的劳动，如摘棉花、剥花生、择菜、切猪菜、洗衣服……身边的事，自己动手，不依赖别人。见面时他们常说，他们以一生的劳动成就了现在这个家，他们发自内心的自豪、幸福。如百岁老人肖相兰说："抚儿育女养后代，养老送终全我担；弟弟孤寡由我养，生老病死全我办；一生劳碌没停留，含笑终生无遗憾。"

他们的劳动已经完全是一种自觉的习惯行为，"不做心里'没得法'，不做全身不舒服"是他们共同的回答。百岁老人张桂兰，常常在儿女外出工作后就去池塘担水洗衣、浇菜园，儿子因她不听劝阻，只能把她反锁在院子里。当我们见到她时，她正在用家里贮存的生活用水为儿女洗衣服，问她为什么，她说不做心里"没得法"。又如百岁老人李芳兰，大儿子把她接进城镇养老，却养出一身病，全身疼，睡不着觉，大儿子忙请医生、买药，用她的话说："药量与日俱增，病却不减一分，勉强过了一年后，坚决回农村，出门望四方，田野多宽广。"

百岁老人除了做体力劳动，脑子也在不停地活动，记性好。百岁老人张菊香，百岁时与孙媳共同开起了小卖部，中央四台记者假扮成顾客光顾，结果发现货架上货物摆放整齐、价格明确，张菊香老人算账准确，还给记者演示了穿针引线，见者无不惊讶。严兰英老人也有绝活，至今还能一字不差地背诵孙中山总理的政治遗嘱，这都是身心不停活动的结果。"闲不住"中蕴含了长寿之理：强身健体，舒筋活络，延缓衰老；心有寄托，总有明天，心情舒畅；喜好想事，勤于用脑，增强记忆；增强免疫力，抗病力强，少生疾病；劳动有果，心身得受，心悦体壮。

所以闲不住是百岁老人第一征，当前治疗"三高"（高血压、高血脂、高血糖），都把加强身体锻炼作为首要措施，足以证明闲不住在成就长寿中的作用。

（二）第二征：想得开

想得开就是：善良宽容不计较，生死在命不忧愁，知足常乐不贪求，家和子孝互尊重，天灾人祸终有逝，一生追求不停留。

百岁老人想得开表现为：遇事向前看，小难不慌，大难不伤，心态平稳，处事有章法。如百岁老人王翠兰，曾遇两伙土匪的首领欲强行娶姑妹为夫人，放言限期不交人就杀人烧房，全家人心惶惶时，她却临危不惧，机智说道："既然你们都要娶姑妹，双方就要达成一致，这样我们全家才能免受伤害，如果我们单方面做主，结果都是一样难逃一劫。"如此一来，矛盾转移到两伙土匪上，全家得以从中解脱。又如一生苦难的百岁老人杨薇芬说："我如想不开，就没有今天的百岁寿辰，就没有今天的百人大家，想得开就有了智慧、力量，一切向前看，敢于面对现实，就有希望在。我现在不是以一生艰辛换来了近百人之家吗？现在有享不完的天伦之乐，儿孙们又飞向四面八方，实现我没实现的理想，所以遇事向前看就想得开。"

想得开就会保持心理健康，少得或不得心理疾病，如抑郁症、神经衰弱症。想得开就能和他人和谐相处，少计较、少忧愁、少猜疑、少孤独，心安是福，福即生寿。想得开就会前无畏惧，后无怨悔，放下思想包袱，轻装上阵，脚踏实地向前奔。

（三）第三征：心眼好

心眼好是第三征，扶危济困，助人为乐，对一切充满爱，爱生和、和生孝、孝生寿，这是百岁老人长寿之路验证的长寿秘诀。

心眼好就能心安无忧，我们见到的百岁老人都相信，"不做亏心事、不怕鬼敲门"这句俗语，心胸坦荡，遇事不愁。

心眼好总有好心情，思想充满正能量，不傲不躁。曾有研究人员观察心态对人的寿命的影响，经过 10 年时间观察发现，31 个思想悲观者中，死亡 26 人；31 个乐观者中，死亡 10 人，两者差别明显。

心眼好的人总能得到别人的崇敬、赞扬。正面情绪能激活机体免疫功能，增强抗病能力。

（四）第四征：少生病

我们询问百岁老人疾病既往史后发现，他们一辈子生病较少或没得过什么大病，如 1936 年曾发生过一场大水灾，瘟疫流行，尸横遍野，可这些百岁老人都没受什么影响。在百岁老人用药史调查中发现，只有少数有过服药史，而无一名有药物注射史，以上足以说明百岁老人生病少、用药少。其因如下：

1.具有较强的免疫系统和抗病能力

这既有先天遗传因素，也有后天环境因素的影响。

2.和生活方式有密切关系

如英美两国乳腺癌及前列腺癌发病率明显高于中国，又如淅川人迁移至钟祥后，40年来百岁老人数量骤增。其中原因多是膳食结构和生活方式的改变。

3.避免药物滥用

探访百岁老人时发现他们防治疾病的方法常有刮痧、喝姜汤、拔火罐、艾灸。如钟祥民间流传的用于治疗痛经、心口痛的草药拦蛇箭，研究证明拦蛇箭有显著降压、活血化瘀、治疗心绞痛的作用，药理实验证明它具有明显扩张血管、抗凝、活血、化瘀的功效。我们还发现一位百岁老人服用草药金骨苋泡药酒，治疗筋骨痛，已传承4代，成为养生传家宝。同时，还发现有百岁老人用青蒿煮糊糊、做煎饼，治疗发烧感冒。总之，他们生病首选的不是西药，更不是打吊针（静脉用药），这都有助于维护抗体免疫功能，防止药物副作用。所以，这里特地提出几点用药原则，供养生者参考。

（1）受益原则：有明确用药适应症，用药收益与风险比值 >1。

（2）用药不得多于5种的原则，即同时用药种类应限制在5种以内，因为药物种类越多，潜在药物相互作用的反应率越高。经统计，2种药物的反应率为6%，5种则为50%。

（3）小剂量有效原则。

（4）及时停药原则。

（5）药物与保健不应对立，药物是用于人体发病的特定情况，所以视药物为毒物或视药物为保健品都是错误的。

（五）第五征：血脂优

血脂优是第五征。我们对钟祥寿乡百岁老人的血脂检测结果进行分析后发现，百岁老人的血脂中高密度脂蛋白胆固醇水平高，低密度脂蛋白胆固醇水平低，血脂水平正常。所以血脂优可以保护血管，形成长寿的内环境之一。19 世纪法国名医卡萨尼斯的名言是，"人与动脉同寿"，所以百寿老人身上少见脑梗死、急性心肌梗死，足以说明百岁老人长寿是血管健康的结果。维持血脂稳定的方法有以下几种。

1. 保持健康的生活方式

吃饭控制八分饱　限盐限酒忌烟草
蔬果量足少红肉　鱼蛋适量补充到
油脂限量很重要　反式脂肪杜绝好
日行万步贵坚持　睡眠充足熬夜少
娱乐心理调节器　切忌生活破规律

调查发现，青年干部与青年农民的血脂结果差别很大，青年干部组的高血脂发病率为 52.8%，青年农民组的高血脂发病率为 34.2%，两组数据存在显著差异。从发病因素分析，青年干部多肉食、少蔬菜，青年农民多蔬菜、少肉食。青年干部饮酒、吸烟率与青年农民比差异显著，青年干部组中吸烟人数占比为 39.0%，青年农民组为 14.3%，青年干部组中饮酒人数占比为 62.8%，青年农民组为 34.2%，结果说明青年干部血脂异常，患病率高，其原因在"三多"（多油脂、多肉食、多烟酒）、"三少"（少蔬菜、少劳动、少睡眠）的生活方式和膳食结构。

2. 适当使用降脂药物是维持血脂稳定的有效方法。以下情况建议使用他汀类药物

（1）已发生心血管疾病：心肌梗死、脑梗死、颈动脉超声斑块形成或有周围血管病等。

（2）高密度脂蛋白胆固醇下降，不足 1.0 mmol/L。

（3）低密度脂蛋白胆固醇上升使用降脂药时，应视本人所具有的危险因素及冠心等危症存在情况而定。

二、人体真保健　维护原生态

维护原生态保健歌

天天把好三口关　一生追求三平衡

养生防病适用药　人生高峰永攀登

（一）天天把好三口关（口腔、肛门、尿道）

（1）病从口入：食物、空气、水是维持生命的主要三要素，均从口入，它们在维护身体健康的同时，也可能带来疾病，把好口关在保健中非常重要。进食在注意种类的同时，也要注意量及卫生。

◎ **种类原则：** 素为主、少红肉、忌"三高"（脂、糖、盐）、求"三全"（维生素、微量元素、纤维素）。

◎ **食量原则：** 学百岁老人，没有不吃的，从来不多吃，一生坚持八分饱，自限阈值从不超，天天坚持养成习，保健就得一辈子。每个人应找到自己体重、血脂、血糖的饮食阈值，一生保持。三餐择种、定量、定时，少零食。买菜、添饭两权自控不丧失（买自己所需所爱、合理的食品，添适量的主食）。

◎ **清洁卫生原则：** 隔夜、异味、变色"三不吃"，力求蒸煮焯炒，少煎炸，果蔬选鲜、洗净，适浸泡，传统腌腐食物少为宜，刷牙漱口保齿成习性，牙痛、肿胀、出血看医生。

（2）祸从口出。

◎ **肛门口：** 大便形色（血便、黑便、浓便）、次数常注意，气味特殊应检查，肛门疼痛瘙痒要就医。

◎ **尿道口：** 尿量次数要正常（每日应在 1000 ～ 1500 ml）。

排泄要通畅，受阻、尿痛、尿急、尿频、中断、变细要查因，色泽要清亮，源头要健康（膀胱、前列腺、肾脏），一旦有异常，医院查端详。

（二）一生追求三平衡（饮食、运动、心理）

（1）饮食平衡：养心、养血、养血管，养形、养神、养体能。保持三大代谢指标正常。

◎ **糖代谢：** 空腹血糖 3.9 ～ 6.1 mmol/L

餐后 2 小时血糖 ≤ 7.8 mmol/L，糖化血红蛋白 4% ～ 6%

◎ **脂代谢：** 总胆固醇 2.8 ～ 5.2 mmol/L

甘油三酯 0 ～ 2.3 mmol/L

高密度脂蛋白胆固醇 > 1.1 mmol/L

低密度脂蛋白胆固醇 2.1 ～ 3.1 mmol/L

◎ **同型半胱氨酸** 0 ～ 15 mmol/L

（2）运动平衡：练身，练力，练心，练神。运动原则：有恒、有序、有度。平衡指标包括以下几个方面。

◎ **心率：** 安静状态下，成人正常心率保持 60 ～ 100 次 / 分，运动时心率维持在最大心率（又称靶心率）的 70% ～ 80% 是安全的。运动中如果心率异常增快，超过 120 次 / 分，或心律不齐，应及时停止运动。

◎ **呼吸频率：** 正常成年人呼吸频率在 16 ～ 20 次 / 分，节律均匀。如果出现双吸氧、叹息样呼吸，或暂停呼吸等病理性呼吸现象，或口唇有发绀现象等，应及时停止运动。

如果出现过度疲劳感，无力、嗜睡、厌食等异常现象，应及时停止运动。

（3）心理平衡：修精、修神、修智慧，修心、修身、修认知。智慧是认知的基础，认知是智慧的体现，二者相辅相成，最高境界就是达到"心清静"的平衡状态。

在长期与百岁老人在一起的日子里，我们深深感受到他们达到了"心清静"的状态，他们的世界总是美好的，这来源于他们对社会、对事物认识感悟的智慧和认知水平。从百岁老人良好的心理平衡中我们得到了启示与感悟。

百岁老人幸福阈值低，幸福感易激发，是心理平衡的基石。当前的百岁老人前半生都是处在战乱时期，饥饿、战乱时有发生，想过去、看现在，有一粒米、不逃难、觉安稳，就甚为满足，视为幸福，所以幸福阈值低，容易满足。如陈华兰老人，我们进门前就见她满面笑容，当问她为什么事高兴时，她说只为国事、家事两兴盛。

良好的健康状态是心理平衡的支柱。在对百岁老人的历年调查中发现，约 60% 的人完全能生活自理并参加轻微劳动，30% 的人生活半自理，约 10% 的人丧失自理能力。追踪观察，其心理平衡与生活自理能力成正相关，完全丧失生活自理的人中，2/3 人有轻生念头，而完全自理者中无一人有轻生念头，足以说明身体健康是维持心理平衡的基础。

勤劳是人生度日的最好载舟，是消除负面情绪、激发兴奋精神的动力。百岁老人钱宗保以一生经历告诉人们"忙中自生乐，愁从闲中生"，劳动在给人们带来物质财富的同时，也带来了精神财富，劳动能消除寂寞、空虚、烦恼、焦虑、抑郁。在劳动中创造美好生活是人类维持心理平衡最好的方法，这就是百岁老人都说的"不做心里'没得法'，全身难受"的原因。

家庭有爱、夫妻和谐、子女孝顺是人生乐趣之源，是长寿形成之根。在我们调查的高龄老人中，所有百岁老人都认为家中和睦、子女孝顺是保证良好心态、带来幸福感、促进长寿的重要条件。百岁老人黄友珍说："有母才有子，世人均皆知，有子才有母，百岁人悟懂，能活百岁寿，全靠儿照料，吃喝拉撒睡，样样要周到，若无孝顺儿，哪有百岁佬。"此外，我们见到的百岁夫妇都说"一生未红过脸"。这里蕴藏着爱生和、和生孝、孝生寿的长寿哲理，爱是心理平衡的核心。

生死在天，人寿有定，顺其自然是百岁老人心理平衡的稳定剂，他们不妄想，不贪求。百岁老人常说："你的生死是定好了的，不是你想就能得到的。赤条条地来，赤条条地走，一切全在无求中。"他们虽已走向生命的终端，但无恐惧、无忧愁，心里平静地过着每一天，这可能也是他们长寿的重要因素。

善良宽容是维系心理平衡的法宝，严于律己、宽以待人，一严一宽就会使人的心理永远维持在一个平衡状态。百岁老人的家庭成员结构很复杂，10%的百岁老人与子女没有血缘关系，其中大多是和孙子辈一起生活，关系和睦。鲁大凤老人怕别人照顾不周，儿媳妇受苦，坚持亲自照顾脑梗瘫痪卧床的儿媳妇，与儿媳妇同住，孙子深受感动。还有百岁老人陈云英坚持照顾瘫痪卧床女婿的，现已痊愈的女婿说："我一辈子要像对待亲妈一样照顾她。"孙子尤为孝顺，都说老人心好善良。以心换心，就能在一个较高的水平上维持心理平衡。

信仰是人精神灵魂的一种寄托、追求。我们调查的百岁老人不分宗教、民族，心中均相信"善有善报、恶有恶报""不做亏心事，不怕鬼敲门"。他们忌恶从善，能做到"吾日三省吾身"，所以均心胸坦荡、无畏、无憾、无怨、无悔，这在百岁老人心理平衡中也起着重要作用。

幽默乐观是让人永不寂寞的兴奋剂，是变苦为乐的转换剂。我们见到部分百岁老人虽身处困境，却幽默乐观，如谭大华老人靠 70 多岁的农民儿子供养，当问及儿子职业时，他说"是三捡干部"，即"夏捡麦子秋捡谷，平常闲时捡废品"，听完大家捧腹大笑。又如周兰芳老人，我们见其孤身一人在家剥花生，问她孤独否。她笑着指着身旁依偎着的小猫说："身边小猫天天陪，白天守护夜暖被，忠孝两全有猫咪，有时还能逗乐你！"所以，幽默、乐观是长寿人维持心理平衡的天然法宝。

兴趣爱好是百岁老人心理平衡的调节器。如百岁老人王祥英喜好和人下围棋，经常招来全村人围观，她还曾和央视来访记者一争高下，按她的说法就是为落个"乐活"。多数老人爱好喝酒，王玉翠说："我不喝酒口腔就生'裸子'（节疖），没精神。"尤洁芳老人一生好口酒，品酒有特长，优劣杂乱摆，喝完等级亮，品类全合上。他们对为什么能长寿的回答都是，"少量酒和走"。

（三）养生防病适用药

药物具有两面性，可以治疗疾病，也可能对人体产生副作用。抗生素就是个例子，抗生素的问世，为人类寿命增长开创了新纪元，使好多不治之症成为可治性疾病，但滥用抗生素的危害也不言而喻，所以适时、适量、明确的用药，也是在特定情况下维持身体健康的有效方法，这是药物与保健在特定情况下的统一之道。

（四）人生高峰永攀登

心有寄托、追求不息，实践证明益于长寿，原因在于：心系事业，总有明天，脚踏实地在今朝，美好明天永召唤，每天生活很充实，前程似锦催人奋，精神焕发心愉悦，心理健康不生疾。一切向前看，终生无后悔，总有新追求，追求是抗衰的激动剂，追求是催人奋进的兴奋剂。工作不分贵与贱，陶醉其中乐无穷。成功名利不计较，有利他人是收获，永离凡尘俗世，做到为而不争，就能心静无忧。

此外，让生命与旅游结伴。旅游是最好的休息方式，旅游能丰富感受，能锻炼体能，能突破极限，能丰富人生。因为旅游时产生的新奇感、辛苦感、受挫感、艰难感、自豪感、自信感、幸福感能不断刺激人体肽酶激素的分泌，加速新陈代谢。新见闻、新知识、新体验的增长是忘却烦恼、丰富人生的最好方式。

三、抗衰一辈子 健康活百岁

（一）衰老的实质与特征

衰老是人体随年龄增长出现的不可抗拒的各种机能减退的现象，但有延缓空间，体能是衡量衰老的重要标志。

衰老具有隐匿性、渐进性、积累性、可控性及必然性的特征，与年龄变化的关系密切（见表2）。

表2 衰老进程与年龄的关系

分期	年龄范围	中医分期	老化表现	老化进程
相持期（可控期）	40～59岁	阳减阴增期	衰老症候增长隐匿	20年计
显性期	60～79岁	阳弱阴盛期	衰老体征明显	2～5年计

续表

分期	年龄范围	中医分期	老化表现	老化进程
加速期	80～100岁	阳衰阴强期	衰老症候全面加速	半年至2年计
突变期	100岁以后	阳竭阴旺期	衰老走向衰竭	以月计

从表2可以看出，相持期即阳减阴增期是抗衰老的重要时期。65岁以上的老人中，30%出现各种生理功能减退。

（二）衰老的标志

（1）皮肤干燥，出现皱纹，光滑性、滋润性差。

（2）头发干枯、变白、脱落。

（3）免疫功能下降。疾病表现为易感性、多发性、迁延性、超强反应性、不典型性、治疗不敏感性，心、脑、肺等生理功能减退，发病概率增加，消化功能减退，突出表现在食欲下降、食量减少、便秘问题突出。

（4）体力下降，力不从心，实质是肌力的衰退肌纤维萎缩变性，双下肢肌张力下降，肌肉松弛、收缩无力不成团块，会产生疲劳、酸痛感。

（5）五官机能减退：眼花（白内障），视力下降，听力减退，甚至失聪。口腔干燥、味觉减退，牙齿脱落。

（6）尿频、尿失禁、尿不尽。

（7）心理衰老。易忧郁、多丧感、易自卑、多顾虑，情绪不稳定。

（8）调节机能下降。怕冷、怕热、怕环境改变，适应性差。

（三）检测衰老的方法

（1）肌力检测。表现为握力下降，比目鱼肌、股四头肌松弛，用力时无收缩团块。

（2）心肺功能检测。表现为肺功能下降：肺活量下降、血氧饱和度下降。心功能下降：心搏增快或减慢，或不齐，心血搏出量下降。

（3）心脏B超检测。表现为心脏顺应性差。

（4）血压检测。表现为收缩压升高、舒张压下降，脉压差增大。

（5）血管硬化程度测定。表现为颅动脉内膜中层厚度（IMT）大于等于 0.9 mm，或动脉粥样硬化性斑块超声表现。

（6）体液检测。表现为血糖增高或降低。

（7）血脂检测。高密度脂蛋白胆固醇下降，低密度脂蛋白胆固醇上升或下降，同型半胱氨酸上升。

（8）血黏度检测。全血黏度下降，血浆黏度上升。

（四）抗老防衰的原则

五坚持：饮食有节、运动有律、卫生有常、娱乐有度、心理有乐。

四预防：①预防糖代谢紊乱。防乱吃、动经常，少零食、适果蔬。②预防脂质堆积、过氧化。宜素食、少油腻，宜新鲜、少存放，宜蒸煮、少煎炸。③预防代谢甲基化。常吃富含维生素、微量元素的食物。适量补充内含微量元素及多种维生素的保健品。④预防情绪失控，注意心理平衡。

（五）抗老防衰的策略

保持科学、良好规律的生活方式，选择适宜生存的自然环境，营造和谐的家庭环境，保持身心舒畅。高龄以后保持静、逸、乐、安。静：环境静、心灵静。逸：不过劳、不恶劳、劳逸结合、闲则多不逸、过闲则怠、怠则生呆。乐：有自己想干的事业、能激起自己的兴趣爱好，心存美好追求的愿望，达到自寻其乐求舒心、乐在其中就折腾的境界。安：身体的享受——衣食住行勿忧，精神的享受——琴棋书画游遍五洲，安中有动，动中求安。

保持良好的卫生习惯和适当服用有效的保健药物，必要时辅以保健器材也是抗老防衰的主要措施。

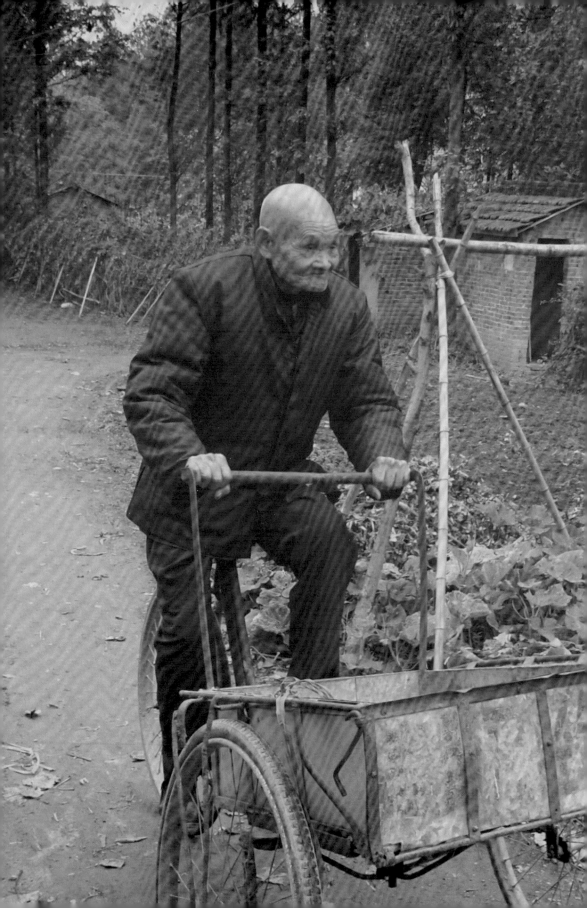

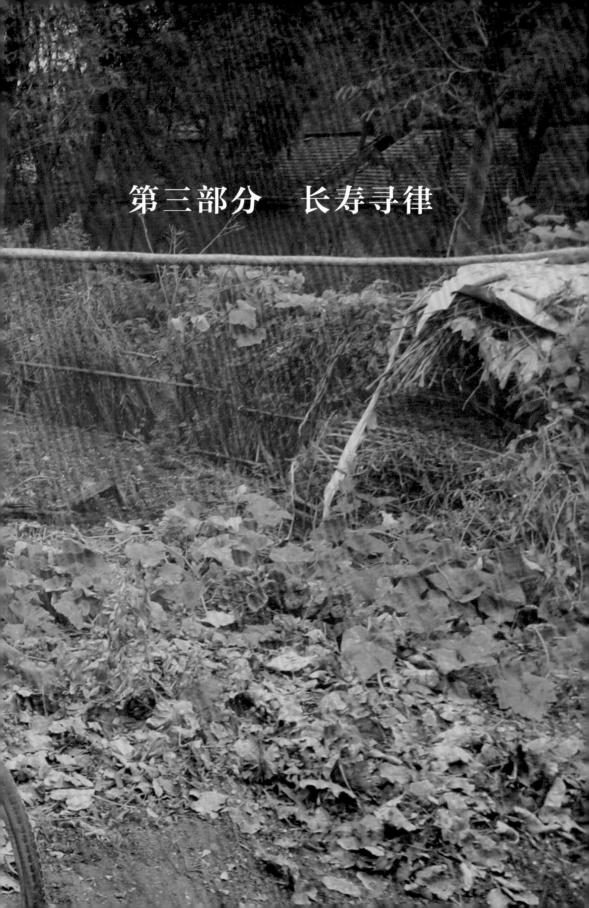

第三部分　长寿寻律

钟祥市高龄老人生活质量及心理情况调查报告

老年人是一个容易被忘记或者说是不被重视的群体，人们对于 80 岁以上的高龄老人，尤其是农村的高龄老人的真实生活处境、身体情况、心理状态，更是知之甚少。据此，美国威斯康星大学、同济医科大学、钟祥市人民医院老年研究所三家单位协作，对钟祥地区 80 岁以上高龄老人的生活质量及心理情况进行了调查研究。

一、基本情况

我们在钟祥市选取了客店、旧口、长寿、郢中四个乡镇为代表，在 632 名 80 岁以上高龄老人中，随机抽样 136 名，男 55 名，女 81 名，平均年龄 84 岁，最大年龄 94 岁（90 岁以上 15 人）。在当地政府工作人员引导下，专业卫生人员进入各户，对被调查者进行面对面调查。

二、调查结果

文化程度：文盲 105 人，小学文化 28 人，中学文化 3 人。

婚姻状况：鳏寡 102 人，夫妇均在世 24 人，再婚 10 人。

健康状况：良好 108 人，一般 19 人，差 9 人。

听力状况：正常 87 人，轻度重听 45 人，重度重听 4 人。

视力状况：正常 116 人，较差 15 人，失明 5 人。

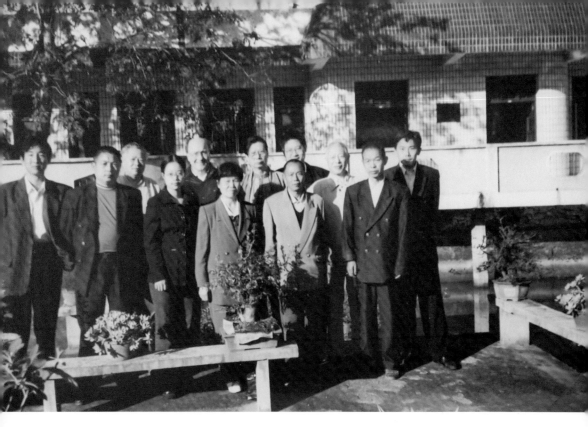

参加课题的工作人员合影

家庭情况：靠子女供养 96 人，靠孙子女供养 11 人，靠养子女供养 27 人，靠福利院供养 2 人。

经济状况：经济富裕 32 人，经济条件一般 90 人，经济条件较差 10 人，经济困难 4 人。

嗜好情况：吸烟 45 人，饮酒 44 人，无嗜好 47 人。

使老人感到幸福的因素中，按关键词出现的频率排序，居前 4 位的分别是：生活好、子女孝顺、社会好、儿孙满堂。

使老人感到忧愁和担心的因素中，按关键词出现的频率排序，居前 4 位的分别是：丧失劳动力、疾病、经济条件差、生活无依靠。

老人的愿望按关键词出现的频率排序，居前 4 位的分别是：健康长寿、死、生活更好、有钱。

三、调查情况讨论

（一）农村高龄老人身体、生活状况及问题

80岁以上的高龄老人中身体健康者居多，状况良好者108人，占80.2%，其中大多数不仅生活能完全自理，还能从事部分家务或田间劳动。有的还能放牛、养猪，游刃有余完成从采猪菜、切猪菜、煮猪菜到喂养整个繁重的劳动过程，多者一日切六大菜篮猪菜，喂三四头猪。有的还能在田间挖沟、砍柴、刨红薯、织竹器等。我们在采访中曾拍到老人正在从事劳动的场面，形象生动，充分显示了他们良好的精神面貌和健康体魄，同时也证明了只要健康长寿，人逾80也并非儿女累赘、社会负担。

农村高龄老人生活幸福，主要体现在儿孙满堂、子女孝顺，有一两个爱好，如喝酒、劳动等。他们也喜爱老年人之间的交往、聚会和参加文娱活动，只是由于农村多散居，村落与村落、农户与农户之间相距甚远，老年人聚会困难，适宜农村老年人参加的文娱活动又少，加之老年人重听发生率较高，因此，增加了老年人社交及参加文娱活动的障碍，这是当前部分老年人感到孤独的原因之一。

调查结果也说明，由于过去教育落后、医疗条件差、经济增长缓慢，高龄老人中77.2%是文盲，经济富裕者仅32人，占23.5%，大部分是刚刚脱贫。以上三大因素造成当前老年人养老准备不足，所以他们现在的生活处境依然较为艰苦。

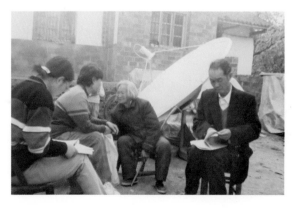

工作人员入户走访84岁老人沈启英（右二）

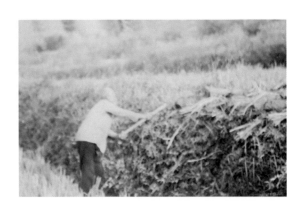

85 岁老人陈朝乐一生有两大爱好：劳动、唱歌，自称
"一日不劳动全身疼，一日不唱歌嗓子疼"

正是由于曾饱受痛苦磨难，他们才对今天的生活非常热爱，他们一生中感到最幸福、高兴的是现今的生活很幸福，关键词"生活好"出现次数高达 133 次。这是非常难得的，是社会稳定的重要因素，是教育青年一代的宝贵教材，我们不但要珍惜这份感情，还要大力宣传、发扬、继承这种精神。

（二）农村高龄老人的心理状态

总的来说，老人的生死观、生活观、处事观发生了根本转变，面对客观现实，在新的情况下建立了新的认识和理解，达到了平衡、稳定、健康的心态。

他们在生死问题上，持有两种截然不同的观点，一种是生存意志减弱，有 52 人，占 38.3%；一种是想长寿，有 53 人，占 38.9%。深入交谈得知，老人普遍认为，从生到死是顺头路，只能顺应自然，这是他们少抑郁，不怕病，常满足，活得自在、安逸，无忧无虑，身心健康的原因。

虽然并不富有，生活仍处于低水平，但认为生活好的有 73 人，占调查人数的 53.7%。他们认为世道太平，不躲土匪、不逃难就是生活好，对现实生活充满爱，生活上知足。调查中大量实例使我们深深感到他们是一个很容易得到满足的群体。另外，他们深知自己是被供养者，当他们的生活稍微得到一些改善，如住上楼房，看上电视，儿孙问候一句，自己的兴趣、爱好得到满足，有点好饭菜，能喝点酒、打打牌，就很容易产生幸福感、满足感，焕发新的活力。

高龄老人在长期与社会、自然、家庭相处中，形成了弃恶扬善的处事观。他们的信条是"行好事不结仇""和气添寿""恶有恶报，善有善报"，维护社会、自然、家庭的和谐。高龄老人高瑞堂在他 82 岁那年偶然见一个儿童和一个中年人相继落水，危急之中，老人奋不顾身，救起了两条生命。他说："我命苦，小时父母双亡，中年丧妻，老来儿子又死了，我总是自责前半生未做好事，现在一定要弥补。"又谈道："新中国成立前，国民党发现共产党人，派人来抓，我知道后立即赶在国民党前面通知共产党的同志转移，七位同志幸免于难。新中国成立后，那些同志念我救命之恩，向政府申请每月给我发补助金，做好事总会有好报的。"

总之，现今老年人的心理是在一个不断平衡的状态中趋向完善，保持平静，他们既不厌世，也不怕死，生活上知足常乐，处世待人一切从善，永远有良好的心态。

（三）农村敬老、养老现状及问题

中华民族敬老、养老的传统美德影响深远，调查发现，98.6% 的高龄老人靠家人供养；靠福利院供养的只占 1.5%。家庭供养中，98% 的家庭均很和睦、子女孝顺。老人认为，这是保证他们健康长寿的原因之一。如吴新清老人，已 91 岁高龄，曾与妻子生育十胎，但无一存活，现在老人的生活全靠养孙女在外打工支撑。养孙女经常嘱咐道："爷爷您有孙女，不用去福利院。"怕别人说爷爷无后心里难过，多么孝顺！老人告诉我们时很激动，我们也感受到他内心的喜悦。另一位老人张元英 82 岁，邻里都赞扬她的儿孙孝顺，当家里新盖的楼房落成后，首先让老人挑选一间。当老人不肯挑时，孙媳妇说把向阳、通风最好的房间给奶奶住，老人现在谈起还哈哈笑，得意地领我们去参观她的房间。

在调查中我们也发现了不供养老人的情况，占 1.4%，其中一例，三个儿子拒不供养老人。另外也发现 38% 的高龄老人尚居住在条件差的偏室

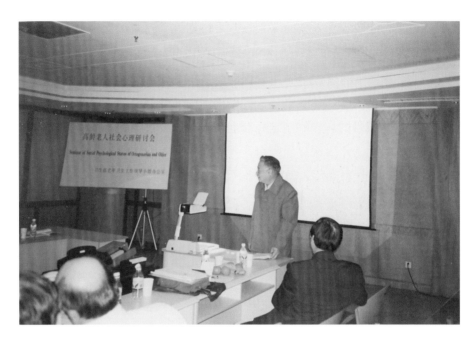

1999 年 11 月 11 日，国家卫生计生老龄工作领导小组在北京召开高龄社会心理研讨会，陈仲文向大会做了报告。该课题在此次会议上被赞为具有国际水平，并在第八届亚洲大洋洲地区老年学和老年医学会上被授予奖状及奖杯

或后院。正如常言道："儿孙进入了现代化（指楼房），老人还住在老地方（指偏室）。"所以，我们当前开展敬老、养老教育和宣传具有重要意义，如果不加以重视，让忤逆替代了孝顺，那将是我们民族的遗憾。

四、对老龄工作的几点建议

把老龄工作落实到基层，尤其是农村，首先要加强党的统一领导，健全组织结构，明确组织职能，理顺隶属关系，统一行动，各尽其责。目前的任务有如下三点。

第一，重视老年群体的生活质量问题，结合实际需要逐步建立和完善老年服务体系和设施。80 岁以上的老年人更是一个需要关怀、照顾的特殊群体，要为他们排忧解难，制定相应政策。另外，对农村各项按人头分配的征收任务，对于无劳动力的老年人应予免除，正如农民反映："我们不只是养活老人，还要为老人缴纳按人头摊派的费用。"这就加重了供养老年人的子女的负担。

第二，完善农村各级老年医疗保障体系。在三级医疗保健工作中落实老年人医疗保健工作，建立老年人健康档案，开办老年专科门诊，有条件的应设立一定数量的病床，制定一套老年人就诊、住院优先的优惠、优价制度，设立特困老年人医疗保障金，开展老年病防治宣教工作，培训老年病专科医生，以提高老年人就医水平，为"老有所医"提供保障。

第三，开展老年群体研究工作。特别应重视在县（市）、乡镇（街道）设立老年保健研究机构，在政策上给予一些倾斜、优待，调动一切积极因素，使之逐步成为具有一定经济实力及研究设施的实体。另外，让那些身体强健、技术过硬的退休医务人员，发挥其作用，为老年保健工作做贡献，因地制宜地开展研究工作。其主要任务包括：首先，摸清当地老年病发病情况，制定切合当地实际的防治方案，协助提高老年病防治水平。其次，研究当地生活和卫生习惯，肯定有益于健康的，摒弃有害的，以建立良好的、科学的生活方式，达到延缓衰老、增进健康的目的。再次，探讨各地影响长寿的主要因素，如环境、食物、水源、土壤等，为研究老年人健康长寿问题提供依据。最后，开展各年龄段生活质量调查，摸清各层次老年人生活现状及存在的主要问题，为制定有关老年人政策提供依据。

通过研究，老年人生活逐渐科学化，医疗保健逐渐完善化，实现健康老龄化，这才是解决人口老龄化所带来的一系列矛盾和问题的根本出路。

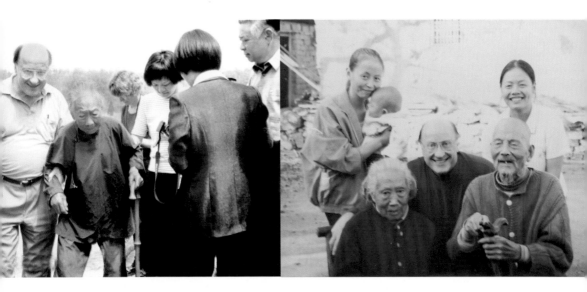

陈仲文等陪同美国威斯康星大学老年学家 Sykes 在钟祥洋梓红岩村看望百岁老人

美国老年学家 Sykes 走访时巧遇陈三开老人

高龄老人生活质量与心理调查纪实

深山居有一寿星　　九十七岁眼失明

外号远扬胜正名　　三开混名大家称

国共两党均干过　　参加农会北伐军

日寇侵占入家乡　　明从日寇暗保民

脱离历史定人名　　"文革"定他"三开"人

今日社会重长寿　　美国学者又亲临

笑谈三开升四开　　历史变故不由己

一生没做亏心事　　管他三开四开名

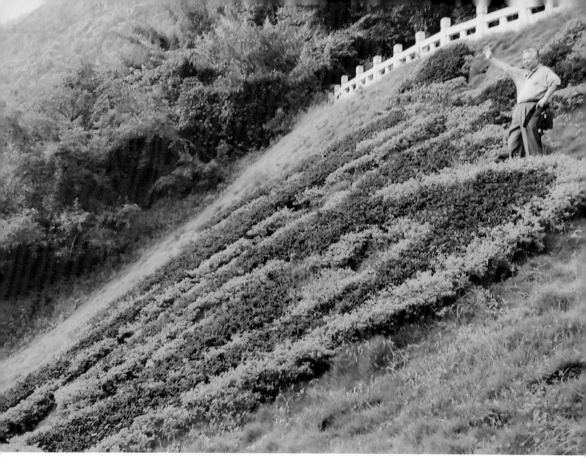

2008 年陈仲文在广西永福

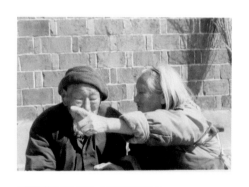

杨明相、唐芝英老人夕阳旧话

恩爱夫妻依墙坐

日光暖身真暖和

天南地北话往昔

手指前方说"哪回"

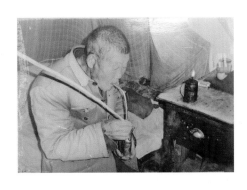

老人仍保留着过去的生活痕迹——麻楷、油灯、水烟袋（于1999年客店山区访邵兴祯进门瞬间抓拍）

兴祯今年九十四　独自静坐思历史
打过老蒋抗过日　虽无英名心也舒
退伍回乡种田地　今生今世心不愧
现在也得好享受　每日冰糖吃一粒
油灯麻楷水烟袋　幸福生活来不易
平平淡淡才是真　保持传统不忘昔

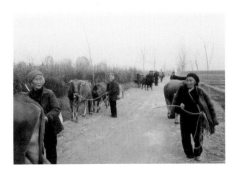

在钟祥旧口潘湖调查途中巧遇一群老人放牧夕归

晚霞铺就金光道　鹤发童颜放牧归
山欢水笑乐其中　耄耋之年献余辉
寿乡夕阳无限好　各尽其力谱新曲

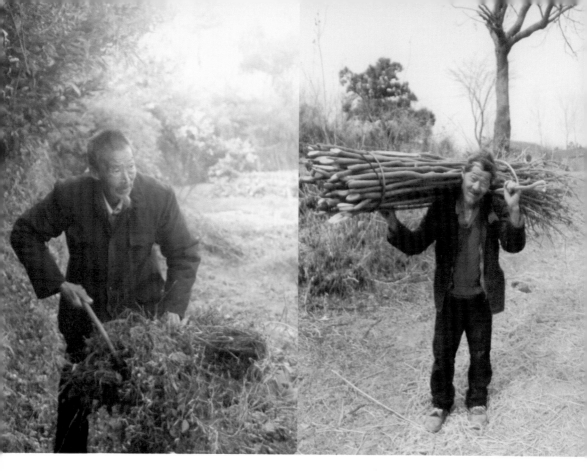

百岁老人仍能肩扛、手提、挖地、做家务，从事各种形式的劳动

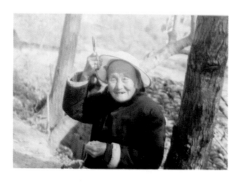

杨月英老人潇洒一刻

寿星高龄九十七　　穿针引线做鞋衣
来访人员说照相　　举帽笑问是这样
快门抓拍定尊容　　风趣风采更幽默
人爱人敬老寿星　　大名铭记杨月英
潇洒定格在此刻　　留给后人永纪念

钟祥市百岁老人流行病学特征及影响长寿的因素的探讨

钟祥是一个人杰地灵的宝地，历史上就以明朝嘉靖皇帝、楚国歌舞家莫愁女出生于此而闻名，又因是百岁老人聚集的地域，享有长寿之乡的盛誉。所以，钟祥长寿之乡既是历史的，更是现代的，钟祥市是湖北省乃至全国百岁老人最多的地区之一。截至 2008 年，钟祥全市 105 万人口中，80 岁以上老人达 1.1 万人，90 岁以上老人 946 人，百岁老人 71 人，全市人均寿命 75.88 岁。近 20 年来，我们同国内外专家走遍了钟祥各个角落，对钟祥百岁老人流行病学情况及长寿相关因素进行了实地调查研究。

一、从钟祥百岁老人流行病学特征感悟长寿之道

（一）具有健康长寿特征

我们曾对 46 名百岁老人进行全面身体检查，其中 28 人生活能完全自理，并从事一定劳动；生活不能自理或半自理的 18 人中，伤残所致 13 人，仅 3 人因衰老卧床，2 人双目失明而不能完全自理生活。显然，伤残是导致百岁老人生活自理能力下降的主要原因。另外，我们在一项针对 136 名高龄老人的调查中发现，可以参加劳动者占 80%，多数仍进行农田劳动。实践证明，人不但可以活 100 岁，而且可以健康地活过 100 岁，百岁老人一生都在实践长寿，是我们发掘长寿之道的宝库。

（二）具有血脂结构优质特征

我们对 46 名钟祥百岁老人、54 名钟祥青年农民、235 名钟祥青年干部的血脂情况进行了调查，结果显示百岁老人中无高糖、高脂、高酶者（见表 3）。

表 3　钟祥百岁老人、青年农民、青年干部血脂情况

对象	血脂项均值 /mmol/L				高血脂发病率 /%
	胆固醇均值	甘油三酯均值	高密度脂蛋白胆固醇均值	低密度脂蛋白胆固醇均值	
百岁老人	4.36	1.28	1.61	2.16	0.00
青年农民	4.86	1.56	1.47	3.00	34.23
青年干部	5.53	1.92	1.55	3.30	52.77

表 3 说明，百岁老人优质的血脂结构是他们长寿的内环境之一，原因在于他们有一生良好的生活方式和膳食结构。青年干部组的高血脂发病率较高，这是因为他们的生活方式和膳食结构是"三多三少"——多油脂、多肉食、多烟酒、少运动、少蔬菜、少睡眠。

实践证明，合理的生活方式、科学的膳食结构是健康长寿的法宝之一。

（三）具有一定的地域聚集性和地域优越性特征

20 年的调查结果表明，百岁老人的分布具有一定地域聚集性。截至2013 年，钟祥市 18 个乡镇中，共发现 71 名百岁老人，其中，7 个乡镇的百岁老人总数占 78.2%，而其余 11 个乡镇发现的百岁老人仅占总数的21.8%，最少的乡镇仅 1 人。

从百岁老人聚集地发现，以下因素可能在促进长寿中起作用：①钟祥地处汉水流经的丘陵地带，水资源丰富。②钟祥是蔬菜、瓜果的高产区域。③区域经济相对发达、富裕。④农作物富铁、富锌。

长寿地域优越性，表现在钟祥迁移人口中百岁老人显著增加。1968 年，

由于丹江口水利工程占地需要，河南淅川县 43989 人迁移到钟祥市所辖柴湖镇定居，迁来时无 1 名百岁老人。1989 年发现 1 名百岁老人（蔡三姑），2008 年，迁移人口中已有 7 名百岁老人。2007 年 10 月，我们曾赴淅川移民原居地调查，发现淅川县现有 64 万人口中只有 4 名百岁老人。迁至钟祥柴湖的人口与淅川本地人比较，长寿老人人数显著增加。

调查初步发现两地有两大不同。首先，膳食结构差异很大。淅川人多以红薯、小麦、玉米为主食，喜食热烫的面糊糊（即玉米掺汤煮好后下入面条、酸菜）。当地人说："咱们没有吃菜意识。"据淅川县志记载："淅川三大宝：红薯、南瓜、龙须草。1978 年，每人只有麦子 30 ～ 60 公斤、玉米 50 ～ 70 公斤，其余全靠红薯度日。"历史上，当地就是吃红薯最多的地区和有名的贫困县。而钟祥人多以大米为主食，其中掺入各种蔬菜或野菜。由于钟祥自然环境的多样性，食物品种具有多样性，且钟祥人有吃菜的习惯，平时也是以菜下饭、无菜不吃饭。另外，钟祥人很讲究菜的多样性、时令性、新鲜性。

其次，两地流行病学特征差异大。淅川是食道癌高发区，从消化系统症状看，胃镜检查 73 人中阳性所见 67 人（食管炎 21 人，占 28.8%；食道癌 2 人，占 2.7%），明显高于柴胡（食管炎 2 人，占 2.7%；食道癌 0 人）。

移居人口中长寿老人增多是因为钟祥的社会环境、自然环境、食物种类等，综合地对人体发生作用。这就是钟祥长寿现象的产生原因。

（四）具有青年时期动脉硬化被动逃逸特征

百岁老人均无代谢综合征，无高血糖、高血脂者，无因脑血管意外而卧床者。我们在 71 例百岁老人心电图 Minisodan 编码分析中，仅发现 9 例心肌梗死。其特点包括：一是百岁后才发病，发病年龄延后；二是具有无痛性，均无明显心绞痛、心慌、气喘等急性发病症状；三是具有发病缓慢的特点，其中两例经一年半观察才发现其心电图由 QRS 转向 QS。以上说明，百岁老人动脉硬化性疾病具有明显发病年龄延迟、症状轻微、发病过程缓慢等特点。

我国 35 岁左右人群中 1/3 有冠状动脉粥样斑块，Ⅲ级以上狭窄在

35～55岁发展最快。高血压发病率增长最快的也是35～55岁，由10.9%增长到38.9%。血脂的变化情况类似，且TG（甘油三酯）增高多发生在中年时期。因此，33～35岁这个时期是血压、血脂急剧增长期，也是两大促动脉硬化的危险因素交叉汇合的高峰期，这时动脉硬化粥样斑块狭窄形成最快，为心血管疾病埋下了隐患。而被调查的百岁老人在这个时期，恰逢过着低热量、低脂、低糖、瓜菜代的生活，使他们被动逃逸了动脉硬化形成的高峰期，这可能是今天百岁老人延迟发病或少发心血管疾病的原因。因此，35～55岁适当选择低脂、低糖、低热量、高纤维素的饮食，可以延缓动脉硬化的发生，是一种科学的长寿措施。

（五）具有少生病少服药的特征

在被调查的46名百岁老人中，只有7人有服药史。1935年，当地发生水灾后瘟疫肆虐，死亡2万多人，而他们却都安然健在。我们访问的百岁老人中，有5名曾生活在血吸虫疫区，均有疫水接触史而未感染。这充分说明百岁老人具有完善的免疫机制和较强的抵抗力，这是他们少生病、不生病，能健康活过百岁的重要原因之一。

（六）具有良好心态、遇事想得开的特征

强烈的社会意识是思想开朗、维持良好心态的源泉。我们曾对百岁老人的心理状况进行调查，60%能说出历届国家主要领导人的名字，说明他们关心国家大事，珍惜现代社会的和平安定和丰衣足食，向往和追求长寿。

家庭和睦、子女孝顺是维持良好心态的基础。调查资料显示，79.4%的高龄老人认为，家庭和睦、儿孙孝顺是保证良好心态、引发幸福感、促进长寿的重要因素。百岁老人一谈到儿孙，无不哈哈大笑，有说不完的家中高兴事，道不完的儿孙孝敬情。

劳动是产生良好心态的动力。所有的长寿老人都以劳动为乐，具有"闲不住"的特征。他们说，劳动使他们成就了家业，体现了生存价值；劳动使他们练就了好身体；劳动使他们增进了人际交往、摆脱了孤寂。所以，他们视劳动为第一需要，儿孙拦也拦不住。如百岁老人解桂芳，儿孙不让

她出门劳动，她就每天在家做些力所能及的事，如切猪菜、喂猪。又如张桂兰老人每天在庭院里为儿孙洗衣服。真是像他们所说的"不做心里闷得慌，全身难受"。

善良宽容的个性是维持良好心态的平衡仪。他们认定"行善心安、心安是福、福即添寿"的道理。有两位百岁老人因担心别人照顾不周，主动护理中风卧床的儿媳、女婿。家里儿孙、家外邻里一致称赞他们心好。

容易满足是百岁老人产生快乐心理的催化剂，能激发百岁老人的幸福感。儿孙送来的一壶酒、一件新衣服、一碗肉丝面都能为他们带来无尽的欢乐。知足成就了百岁老人的良好心态。

幽默是百岁老人乐观天性的表达。百岁老人谭大华多来年靠儿子供养为生，当问他儿子干什么工作时，他说："我儿子是'三捡'干部，夏捡麦子秋捡谷，平常闲时捡废品。"逗得大家乐哈哈。又如百岁老人周兰芳，我们见到她一人在家寂寞，她说有伴，说身边有只猫陪，白天守护夜暖被，忠孝两全数猫咪。

实践证明，养生必先养心，养心才是长寿之道。多年来，我们和百岁老人相识、相处、相知，深深感悟到以下三点长寿之理。

首先，闲不住、想得开、心眼好、少生病、优血脂，是百岁老人的五大共性，也是长寿的五大特征。我们称它为"长寿五联征"，具有"五联征"者，未来就可能长寿。

其次，从淅川迁至钟祥后长寿者增多的现象证明钟祥地域环境、生活方式、膳食结构的特殊性。说明食物多样性有助于长寿，而单独强调一种食物的长寿作用是片面的。淅川从古至今是吃红薯最多的地区，却是食道癌的高发区和非长寿地区，就是最好的例证。

最后，从百岁老人身上探索长寿的秘密，从长寿地域挖掘长寿特征，是探索养生之道的循证方法，发掘的才是经实践检验的科学养生方法，是人类通向长寿的必由之路。

二、从钟祥百岁老人增多现象解读影响长寿的因素

1988—2008 年，钟祥百岁老人从 46 人增长到 71 人，人均寿命从 68.71 岁增长到 75.88 岁。对于这种现象，我们结合钟祥实际，以当今世界共识的五大长寿因素为纲，加以解读。

（一）遗传因素是长寿的先天根基

长寿之乡长寿者多，具有长寿遗传史的家族也随之增多。我们在最初调查时曾了解到，有确切家族遗传关系的占 64%，其中 3 户姐弟均健在，这说明长寿与遗传因素的相关性。据文献记载，1950 年以后，低死亡率的国家，每隔十年，百岁老人可增加一倍，这说明长寿受遗传因素影响，但其不是唯一因素。长寿应是遗传因素与环境因素相互作用的结果，长寿环境促使长寿者增多，多代传递后也就成为遗传因素，这就是遗传因素的可变性和后天获得性。

（二）社会因素是长寿的后天条件

长寿年龄增长与社会因素密切相关，表现在以下两方面。

第一，社会意识对长寿的影响。社会意识既决定社会态度和生存意识，也会形成敬老、爱老的社会风尚。这是家庭和睦、社会和谐的思想基础，这样才能打造一个百岁老人幸福生活的空间。如百岁老人肖相兰的儿子所说："国家不重视，儿孙不孝顺，就不可能有百岁老人。"

第二，社会制度对长寿的影响。当今社会从法律上对赡养老人给予保证，在旅游、乘车、住宿、医疗等方面为老人制定优惠政策，如老人可办理免费乘车卡。近年来，钟祥政府还专门为改善百岁老人生活而制定了敬老养老政策，即对于百岁老人家庭，每户赠送一部电视机，每年为百岁老人进行一次免费体检、一次祝寿、一次慰问，每月发放生活补助，极大地鼓励了人们追求长寿。高龄老人再不是家庭和社会累赘，不会受到歧视，由此形成了以家有百岁老人为荣的社会风尚。我们在调查中发现，百岁老人许梅英原来为逃避人头摊派公积金，而注销户口，后来政府取消了这一制度，实施百岁老人优待政策，家里才为她重新上户口。由于政府重视，

漏报、瞒报百岁老人现象大大减少。显然，这是社会制度的改善促进百岁老人增多。

（三）医疗因素是长寿的守护神

历史上就有很好例证，如前石器时代，人均寿命从14岁增长到40岁，用了数十万年的时间，自从开展疫苗接种，人均寿命从40岁增长到60岁只用了200年。现在，医疗技术的进步、设施的改善，更是史无前例的，从以下几方面可以得到充分说明。

（1）距离的可及性。患者与最近医疗机构的距离大大缩短。新中国成立前，钟祥全市只有一所教会医院，仅能开展下腹部手术。最远的医院需花费1天左右时间才能到达（50公里左右），现在由于道路、车辆、桥梁的建设，最多只要1小时即可到达。

（2）医疗设备的先进性。新中国成立前，钟祥市只有一台50毫安X光机，而现在钟祥市不仅拥有多台CT探测仪，并拥有磁共振仪等先进设备，各个乡镇卫生院都有了200毫安以上的X光机。

（3）市直医疗机构管理水平及技术水平均达到二级甲等医院要求。

（4）全民化疫苗接种。流行性乙型脑炎、流行性脑脊髓膜炎、血吸虫病等传染病，以及地方病防治取得了空前成效，这显然在人口寿命增长中起到了促进的作用。

（四）自然环境因素是长寿的温床

自然环境对人类寿命增长的作用是多方面的、复杂的。我们现今认识到的主要有以下几个方面。

（1）水资源。钟祥市地面水拥有量达500多亿立方米，人均5.6万立方米，具有全国优势。特别是钟祥市自来水工程大大改善了饮用水质量，对促进长寿起到了历史性作用。

（2）日照量。钟祥市是湖北省太阳年总辐射量高值中心之一，同时全市日照数和日照百分率在邻近县市中处于高值。日照是动植物生命元素合成的动力，人体钙磷代谢、植物的光合作用均与日照明显相关。

（3）森林覆盖率。森林覆盖率是世界各国衡量环境优劣的指标之一，钟祥市森林覆盖率高，对于长寿有着不可估量的作用。

（4）气温。各地年平均气温16.9℃，气候宜人。

（5）降雨量。年平均降水量983毫米，雨量充沛。

（6）土壤环境、土地面积。钟祥土地面积4319平方公里，土壤种类多样，质量好、酸碱度适中，没有pH值小于6.5的酸性土壤和大于7.5的碱性土壤。

上述自然环境使得动植物的品种多、产量高、营养丰富，给人提供了优质、丰富的食物，且气候宜人，适宜人居，这就是钟祥长寿老人多的又一大原因。

（五）合理的生活方式是长寿的重要保证

当今人们普遍认为，长寿60%靠自己，而这又取决于四大健康基石：合理膳食、平衡心理、戒烟限酒、适当运动。

三、从钟祥老人一生总结长寿之道

低热量高纤维素　　大麦米茶菜饭粥
少肉食多维生素　　时令菜果宜充足
微量元素天然库　　豆类制品铁锌富
蒜类食品四季吃　　抗菌降脂更益寿

社会意识要增强　　家庭和谐又温良
宽容善良待他人　　知足常乐享健康
文化娱乐要有度　　生死度外常安详
一生一世不怨恨　　烦恼难事终有逝

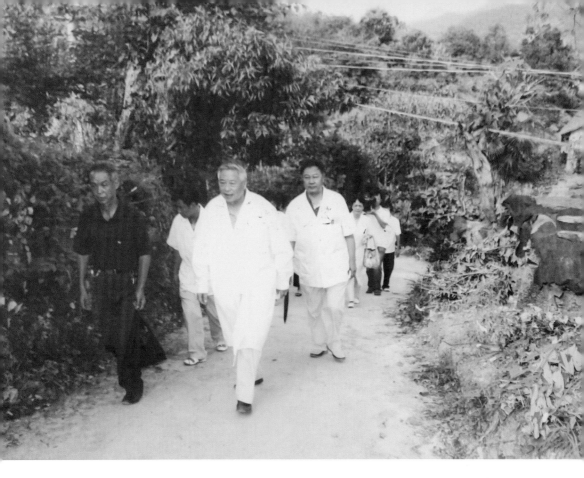

在调查中，陈仲文团队走村串户探访百岁老人

动脉硬化是杀手　　自觉逃逸是措施
生活方式是基础　　优脂蛋白是标志
强身健体是劳动　　常通经络是黄酮
贪饮贪食是大敌　　把住门户是第一

以五大长寿因素为纲，结合钟祥长寿老人的实际进行解读，使长寿因素具体化，让人们从身边生活感受到强化长寿因素对长寿的影响，加深对长寿因素重要性的理解和认识，有利于延长寿命，全面实现健康老龄化，促进社会可持续发展。

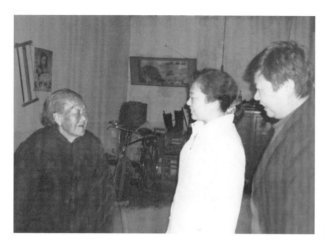

走访人员与百岁老人交谈

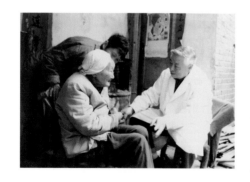

百岁老人刘泽兰（右二）

无忧无虑心自宽

百岁老人刘泽兰	面带微笑对人生
取像外表无病样	生活自理洗衣裳
一切坚持自己干	四肢乏力不言语
心电显示前壁梗	儿说难怪母喘息
长寿生有长寿心	宽天厚地无压力
四年之后今又访	有问有答语清晰
记者感慨出赞语	百岁心态宽天地

钟祥市 46 名百岁老人常见疾病流行情况的调查分析

2005 年，我们对钟祥市现今健在的 46 名百岁老人进行了几种常见疾病的调查研究。

一、总体情况

46 名百岁老人中女 38 人，男 8 人，平均年龄 102 岁，最大年龄 107 岁。从生活供养情况看，靠孙子女供养 8 人，靠养子女供养 2 人，其余 36 人均由亲生子女供养，凡由孙子女供养的老人都反映心情好，生活好，家人和谐，感觉幸福。23 人有饮酒史，一般在 1～2 两，其中仅 1 人日饮酒量在半斤以上。46 人中，18 人生活可以完全自理，并从事轻微劳动。18 人生活半自理，13 人是伤残所致，其中 1 人左上肢肱骨骨折，另 12 人均股骨及髋关节损伤，5 人可挽扶椅、凳跛行。另 10 人完全丧失生活自理能力。

检查发现 2 例呈急性短暂性精神障碍者，未发现因脑血管意外致残者。

二、心血管系统疾病流行情况

23 人患有高血压（收缩压 ≥ 140 mmHg，舒张压 ≥ 90 mmHg），其中 17 人为单纯收缩期高血压，6 人为经典高血压。从分级情况看，Ⅰ级 4 人，Ⅱ级 12 人，Ⅲ级 7 人。

心电图异常与高血压有一定关系。心肌复极异常 17 人，其中 10 人

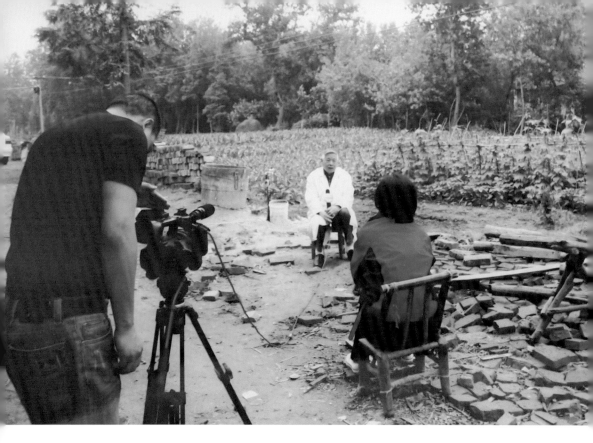

陈仲文接受湖北经视栏目采访，交流钟祥长寿之因

患高血压；心肌梗死 2 人，为陈旧性前间壁心肌梗死，均为男性，其中 1 人患高血压；完全右束支传导阻滞 7 人，其中 5 人患高血压；不完全右束支传导阻滞 4 人，其中 1 人患高血压；左心室肥大 7 人，其中 5 人患高血压；过早搏动 11 人（房性早搏 7 人，房性早搏并室性早搏 2 人，交界性早搏 1 人，室性早搏 1 人）；心房颤动 2 人，其中 1 人患心肌梗死。心电图完全正常者 4 人，均无高血压。

三、血脂情况

46 名百岁老人中，血脂水平正常者占大多数。46 名百岁老人血脂检测结果如表 4。

表4 46名百岁老人血脂检测结果

血脂项	均值/（mmol/L）	范围/（mmol/L）	正常者/人	异常者/人
总胆固醇	4.17	2.49～6.43	42	2
甘油三酯	1.25	0.65～3.27	43	1
高密度脂蛋白胆固醇	1.60	0.60～3.11	42	2
低密度脂蛋白胆固醇	2.00	1.24～2.93	44	0

四、乙肝流行情况

检测仪器为 BZO-RAO-550 酶标仪。试剂为兰州标佳公司提供。检测结果如表5。

表5 百岁老人乙肝检测结果

序号	HBsAg	HBsAb	HBeAg	HBeAb	HBcAb	例数
1	+	−	−	+	+	2
2	−	−	−	+	+	1
3	−	−	−	−	+	4
4	−	+	−	−	+	1
5	−	+	−	−	−	5
6	−	−	−	−	−	31

五、总结及建议

调查资料充分说明影响百岁老人生活质量的主要问题是伤病。生活不能自理或半自理的18人中，13人是由于伤病，所以预防或治疗伤病，特别是外伤性骨折是提高百岁老人生活质量的重要举措。一是建议加强宣教，提高防止跌倒意识，随时警惕摔伤；二是提倡早用拐杖，穿防滑鞋；三是提倡睡矮床；四是一旦摔伤应立即到正规医院进行复位治疗。

调查中发现，高血压病为百岁老人多发病，46 名百岁老人中 23 人患高血压，占 50%，其中 17 人为收缩期高血压；患 II 级及以上高血压 19人，其中 7 人为 III 级，百岁老人应对 II 级以上高血压进行及时治疗。高血压和心电图异常存在明显关系，如心肌复极异常 17 人中，10 人患高血压；左心室肥大 7 人中，5 人患高血压，而只有 26% 的百岁老人知道自己有高血压，所以防治高血压病仍然是促进健康长寿的关键问题。

46 例中未发现一例脑血管意外致残病例，其原因是否与血脂特征有关，有待进一步探索。

关于百岁老人血脂情况，与我们前两次的调查结果一致，高血脂症不是威胁钟祥地区百岁老人健康的主要因素。从血脂结构分析，46 名百岁老人中，仅一例 TG 偏高，为 6.43 mmol/L，且其 HDL-c 为 3.11 mmol/L，这与其长期喜欢高脂饮食有关，这也说明高血脂症与生活方式有一定关

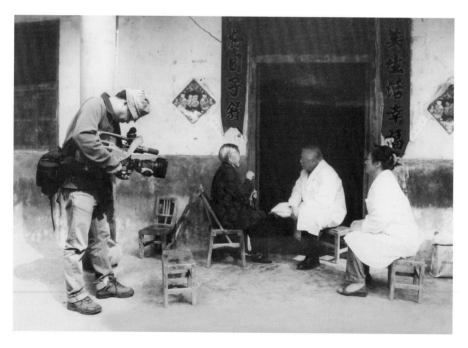

陈仲文（右二）与百岁老人交谈

系。百岁老人血脂的总体特点是 HDL-c 高（均值在 1.60 mmol/L 以上），LDL-c 低（均值为 2.00 mmol/L），TG 低（均值为 1.25 mmol/L）。这种血脂结构可能会延缓动脉硬化，减少脑血管疾病，促进长寿。

　　关于我国百岁老人的乙肝流行情况，当前国内对这方面的报道较少。为了查清钟祥百岁老人的乙肝流行情况，我们对 46 名百岁老人进行了乙肝血清学两对半检测，结果 46 名百岁老人 HBsAg（乙型肝炎表面抗原）阳性率为 4.5%，低于全国平均水平，抗-HBs（乙型肝炎表面抗体）流行率为 13.3%。从未感染过乙肝的有 31 人，占 70.5%，高于全国的 57.6%。由此说明，在百岁老人中仍然流行乙肝，但 HBsAg 及抗-HBs 流行率远远低于目前我国乙肝流行率，特别是非感染人群多于其他人群，说明在百岁老人中预防乙肝感染仍具有意义。我们同时对 46 名百岁老人的肝功能进行了检测，结果未发现转氨酶异常升高者，谷丙转氨酶（ALT）均值为 16.02 U/L，最低值为 3.2 U/L，仅 1 人稍高，为 42.8 U/L，非乙肝感染者。谷草转氨酶（AST）均值为 25.19 U/L，最低值为 13.4 U/L，其中 1 人偏高，为 47.6 U/L，该例为女性，102 岁，30 岁即开始饮酒，每日饮酒半斤，说明长期饮酒对肝功能有一定损害，但与乙肝感染无关。

钟祥市百岁老人生活质量调查报告

为了解钟祥市百岁老人的生活、健康现状，为改善、提高百岁老人生活质量制定相应策略提供依据，2009 年对钟祥市 81 名百岁老人进行了调查，其中 72 人接受了调查。

调查人员均为钟祥市人民医院（老年保健研究所）1988 年以来参与百岁老人调查工作的医务人员，对调查方式较为熟悉，按统一要求逐个入户访谈、体检、采样抽血。

一、总体情况

钟祥系长寿之乡，全市 105 万人口，百岁老人 81 人。这次实检 72 人，其中男性 15 人，占调查人数的 20.8%，女性 57 人，占 79.2%，平均年龄 102 岁，最小 100 岁，最大 108 岁。按文化程度划分：大学学历 1 人，小学学历 5 人，其余 66 人均为文盲。教师 1 人，商贩 2 人，其余 69 人为农民。

二、结果与分析

（一）生活自理情况

百岁老人中半自理和不能生活自理的有 20 人，占 27.7%，引起因素与年龄无明显关系，但与疾病尤其与心血管疾病和跌倒有明显关系。

生活可自理人数虽然达 52 人，但只是按起居、饮食、如厕是否依赖

他人的标准划分的，实际在自理能力上有很大差别。如刘守英老人，103
岁，双目失明，她不仅能自理生活，还能洗衣、晾衣。又如张玉英老人，
102 岁，外伤致下肢残废，依靠轮椅能生活自理，并参加一些轻微劳动，
如择棉花、择菜等。还有侯凤英老人，102 岁，失明失聪，生活全靠"三
点一线"，即房间、公共活动场所、厕所各钉一个钉子，钉子之间用线连
接，老人可沿线行走，并从事轻微劳动。他们靠坚强意志生活，虽能生活
自理，但存在严重困难。

（二）赡养情况

中国是一个发展中国家，农村老人均无养老问题依然突出，对于丧失
劳动力的老人，经济来源主要是后代（见表 6）。农村普遍家庭收入低，根
据有关资料公布数字，2009 年，农村每户年均收入在 4000 元左右，且很
多农户还达不到，特别是子女均高龄或病残体衰者，经济基础更为脆弱。
百岁老人李金玉的儿子说："我背部长了一个 10 多斤重的肉瘤，又年过古
稀，不能劳动，无经济来源。"他妻子接着说："对于家有一个长期卧床、
一切需要照顾的百岁老人，我们真是有心无力。"又如常兰英、王大英老
人，养子都在外打工，拼命赚钱，抚养下一代，经济、精力上都无暇照顾
老人。所以多空巢老人，且老人一旦失去自理能力，生存就会面临困难。
因此，当前迫切需要解决百岁老人社保、医疗问题。

表 6　百岁老人赡养情况

赡养情况分类	人数
亲生子女供养	51
亲生孙子女供养	6
非亲生子女供养	11
非亲生孙子女供养	2
自供	1
社供	1

（三）百岁老人心理状态

当代百岁老人的心理特征形成于他们所处的特殊的社会环境，他们前半生身处战乱、贫穷、饥饿、压迫之中，生活苦，但生育多，所以他们对今天能够吃饱穿暖、和平安宁的生活感到很幸福。交谈中，感谢今天政策好的有63人，感谢国家领导人的有34人，现在他们生活上满足、心理上幸福。中国是一个以家为中心的民族，所以家和子孝是影响他们心理的又一个密切因素。交谈中，夸奖子女孝顺的有36人，谈到一生中最担心的事是怕子女不孝顺的有28人，足以说明子女孝顺在他们心中具有重要位置。陈传英老人说："我能长寿，一是政策好，二是子女好。"张定安老人说："政府政策好，儿女照顾好，我才活到100岁。"所以，国家安定、兴盛为民的大环境，家庭儿女孝顺、邻里和睦的小环境是促进长寿者增多的强效因素。

此外，认为生活状态差的8人中，3人生活自理困难，2人无亲生子女照顾，3人存在表达障碍，说明生存态度受生活保障等因素制约。

（四）百岁老人身体健康状态

失聪13人，占18.1%；失明9人，占12.5%；有跌倒史36人，23人因此残疾。患高血压29人，单纯收缩期高血压16人（最低150 mmHg，最高170 mmHg），患经典高血压12人（收缩压150～200 mmHg，舒张压100～120 mmHg），单纯舒张压高1人（100 mmHg）。

影响百岁老人生活质量的前5个身体因素分别是：高血压、跌伤、失聪、失明、心肌梗死。

在百岁老人中，跌倒的发生率高，致残率高，23人跌倒后残疾，占63.9%，占被调查总人数的31.9%。除2人上肢骨折外，其余均为下肢骨折。百岁老人跌倒与年龄有明显关系，百岁前无跌倒史，而百岁后跌倒频发，普遍感到双下肢疼痛、无力，引起跌倒的相关因素增加（见表7）。如常兰英老人，两年前100岁时，体检一切正常，还可从事劳动，从未跌倒过，但这次主诉，频繁跌倒，检查只发现血糖低（1.76 mmol/L），自诉进食明显减少。又如吴春桃老人，近一年多次晕厥跌倒，ECG（心电图）检查发现是急性心肌梗死。因此，百岁老人生理功能减退、疾病增加是引起频繁跌倒的主要原因。所以，综合预防、及时治疗是预防跌倒、减少伤残的主要措施。

表 7　引发百岁老人跌倒的有关因素及人数

相关因素	人数
高血压	13
心房颤动	6
低血糖	4
双下肢无力、疼痛	18
心肌梗死	6
眩晕、晕厥	9
脑卒中	2
快跑	1
障碍物	5
无相关因素疾病	4

在调查的 72 名百岁老人中，29 人患高血压，占 40.3%；从心电图检查及血检发现，心、脑、肾受损者 24 人，占检查人数的 33.3%，占高血压患者的 82.2%。可见，高血压对百岁老人的健康有明显损害。而仅有 5 人知晓患高血压，4 人进行过治疗（均为无效服药），1 人知晓但不治。所以，提高百岁老人对高血压的知晓率、有效参治率，是改善其生活质量、促进健康的一个重要措施。

多次调查显示，钟祥百岁老人具有血脂结构优质、高密度脂蛋白胆固醇高、低密度脂蛋白胆固醇低及肝转酶正常的特征（见表 8、9、10），这可能使百岁老人具有稳定的内环境。

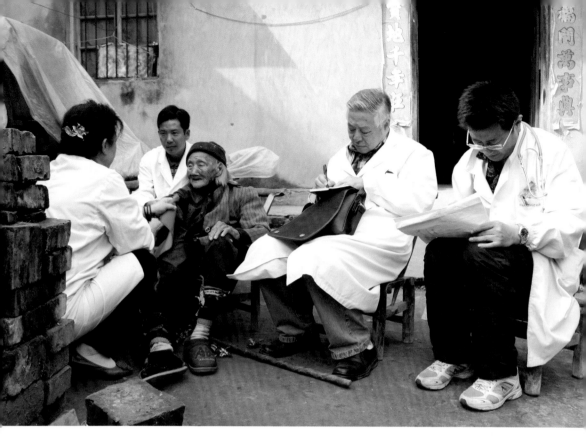

陈仲文团队为百岁老人检查身体

表 8　钟祥百岁老人血常规检测结果

血常规项目	平均值	标准差
白细胞	6.66	2.03
红细胞	3.77	0.54
血红蛋白	111.75	13.45

表 9　钟祥百岁老人血糖、血脂检测结果

项目	平均值	标准差
血糖	4.55	1.53
总胆固醇	3.91	0.93
甘油三酯	1.33	0.56
高密度脂蛋白胆固醇	1.41	0.35
低密度脂蛋白胆固醇	2.36	0.85

表 10　钟祥百岁老人肝、肾功能检测结果

项目	平均值	标准差
尿酸	384.52	87.23
血清尿素	6.28	1.90
肌酐	98.33	29.64
谷丙转氨酶	17.29	6.31
血清总蛋白	70.00	2.98
白蛋白	38.53	3.23

三、讨论与建议

钟祥是一个有着悠久历史的长寿之乡，蕴藏着丰富的长寿人文资源，具有极大的开发研究价值。我们从 1988 年开始对钟祥在世的百岁老人进行调查，当时百岁老人有 26 人，到 2009 年，已经增至 81 人；同时，钟祥又是一个特殊的地区。1968 年，因丹江口水库工程，从淅川迁移至钟祥柴湖 43989 人，迁来时无 1 名百岁老人，到 1989 年出现 1 名，2008 年增至 7 名。而淅川全县 64 万人只有 4 名百岁老人，与其相比，移居至钟祥的人口中，百岁老人数量的增长较为明显。正如移居至柴湖的百岁老人说的："我们世代在淅川未听说有过百岁的，这里地方好、生活好，我们自己也成了百岁老人。"他们是地域环境促进长寿的实践者和验证者。20 年来百岁老人增多的事实证明了环境对长寿的作用，所以钟祥是深入研究长寿环境的优质选择。

当前大力构建和谐社会，推进惠老工程，如钟祥市委、市政府推行的百岁老人"五个一"惠老工程，每月为每位百岁老人发放生活费，赠一台彩电，庆祝百岁大寿，免费体检一次，年节看望一次，发扬了社会上的敬老传统，形成了以家有百岁老人为荣的社会新风尚，改变了百岁老人被遗忘的现象。这是社会、家庭环境向更高文明层次推进的结果，是构建长寿环境的重要举措。因此，地域环境、社会环境、家庭环境共同构成促进长寿的强效环境。

调查发现，在 72 名百岁老人中，有 11 人无亲生子女、5 人子女年事已高、12 人丧失生活自理能力，他们是百岁老人中的特困者，属于急需社会提供生活、医疗保障的群体，对这些人应实施特殊政策。

当前，百岁老人在身体状况方面，尚未达到健康的水平，生活质量不受疾病影响的仅 14 人，占 19.4%。主要影响因素包括高血压和跌倒，29 人患高血压，占 40.3%；23 人跌倒后残疾，而知晓率、参治率低。生活不能自理或者半自理者中，残疾 7 人、患心血管疾病 7 人。显然，降低或避免跌倒致残、加强高血压防治，是实现百岁老人健康长寿的关键。

老年人血液流变学、血脂、载脂蛋白的变化

　　为探讨老年人的血液流变学、血脂、载脂蛋白的变化，我们对 95 名老人进行了检测，检测结果显示正常者 30 名，高血压者 65 名。

一、对象与方法

　　随即选取钟祥市农村 4 所敬老院 60 岁以上老人 95 名，男性 51 名，女性 44 名，平均年龄 76 岁，最大 110 岁，最小 61 岁，我们对老人进行血压、血液流变学、血脂、载脂蛋白检测。其中，按照《常见心血管病流行病学研究及人群防治工作 1979—1985 年规划》的测量方法进行血压检测，采用重庆大学维多生物工程中心的 FAS–93 型全自动血液表观黏度测定仪检测血液，分别采用硫磷铁法、乙酰丙酮显色法、火箭免疫电泳法测定血脂中的 Ch（胆固醇）、TG、载脂蛋白 A（APOA）、载脂蛋白 B（APOB）。

　　被测人员被分为正常组和高血压组，老年组和高龄组。正常组为全面体检没有问题的被测者。高血压组按 WHO（世界卫生组织）标准确定，收缩压 ≥ 160 mmHg，舒张压 ≥ 95 mmHg。60 ～ 79 岁列为老年组，80 岁及以上列为高龄组。

二、结果与比较

　　血液流变学测定值的分组统计结果见表 11。结果显示：老年正常组与高龄正常组全血黏度随增龄有下降趋势，但无统计学意义（$p > 0.05$），老

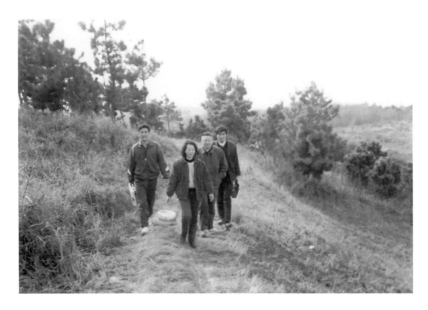

1985 年陈仲文团队行走在山岗上，准备为一位百岁老人祝寿

年高血压组与高龄高血压组比较亦无意义（$p > 0.05$，这可能属于随增龄的变化）。而与老年正常组以及高龄正常组比较，老年高血压组以及高龄高血压组的全血黏度及还原黏度均有上升趋势，其中高切黏度显著增高，具有统计学意义（$p > 0.05$）。

血脂测定值的分组统计结果见表 12。结果显示，老年正常组与高龄正常组比较，Ch、TG 随增龄均呈下降趋势，但无统计学意义（$p > 0.05$），APOA 与 APOB 无差异。老年高血压组与高龄高血压组比较亦无意义（$p > 0.05$），老年正常组与老年高血压组比较，高血压组 Ch、TG、APOA、APOB 均增高（$p < 0.05$，$p < 0.01$），而高龄正常组与高龄高血压组比较，仅 Ch、TG 在高血压组增高（$p < 0.01$），而 APOA、APOB 无意义（$p > 0.05$）。

表 11　血液流变学测定值分组统计结果

血脂测定项	老年正常组 (n=12) $\overline{X}$	S	老年高血压组 (n=24) $\overline{X}$	S	高龄正常组 (n=15) $\overline{X}$	S	高龄高血压组 (n=12) $\overline{X}$	S
全血粘度高切	4.94	0.79	5.60	0.99	4.45	0.81	5.31	1.18
全血粘度中切	5.53	0.96	6.25	1.26	5.10	0.90	5.88	1.37
全血粘度低切	7.35	4.28	8.71	1.47	6.69	2.09	7.83	2.64
血浆黏度	1.45	0.24	1.55	0.27	1.43	0.15	1.55	0.33
血球压积	40.00	6.29	41.00	5.40	37.00	8.11	39.00	3.67
还原黏度	8.82	0.78	9.92	1.41	8.64	3.87	8.60	4.47
红细胞聚焦	5.18	1.58	5.69	1.56	4.78	1.41	5.08	1.52
红细胞变形指数	0.99	0.29	1.00	1.56	1.03	0.32	0.98	1.05
血沉	30.00	14.78	37.00	5.13	42.00	6.82	35.00	8.27
血沉 K 值	0.95	—	1.27	—	1.09	—	1.26	—

表 12　血脂测定分组比较统计结果

血脂测定项	老年正常组 (n=12) $\overline{X}$	S	老年高血压组 (n=24) $\overline{X}$	S	高龄正常组 (n=15) $\overline{X}$	S	高龄高血压组 (n=12) $\overline{X}$	S
胆固醇	5.13	0.62	6.30	1.23	4.91	0.67	6.06	0.65
甘油三酯	1.29	0.23	1.57	0.53	1.18	0.61	1.61	0.40
载脂蛋白 A	146.60	4.60	150.90	6.00	145.50	7.80	145.50	11.70
载脂蛋白 B	97.20	5.20	104.20	8.40	97.50	9.70	103.42	17.00
载脂蛋白 A/B	1.51/1	—	1.45/1	—	1.49/1	—	1.14/1	—

211 例农村老人心电图 Minnesota 编码分析

为探讨农村老人心电图改变与高血压、年龄因素之间的关系，我们对 1988—1993 年居住在钟祥市四乡镇的 211 人的 12 导联心电图检测结果进行了 Minnesota 编码分析。

一、对象与方法

我们对钟祥市四乡镇的老人随机进行调查，在老人静息状态下共进行 211 例 12 导联心电图检测，按一人一例心电图统计，分 60 ～ 80 岁及 80 岁以上两个年龄组进行编码分析。60 ～ 80 岁年龄组共 76 例，平均年龄 72 岁，其中高血压 33 例，占 43.2%，男 17 例，女 16 例，单纯收缩期高血压 11 例，占 33.3%。血压正常者 43 例，男 27 例，女 16 例。80 岁以上年龄组共 135 例，平均年龄 87.6 岁，其中高血压者 70 例，占 51.9%，男 18 例，平均年龄 84 岁，女 52 例，平均年龄 89.1 岁，单纯收缩期高血压 41 例，占 58.6%。血压正常者 65 例，男 28 例，女 37 例。以 Minnesota 编码方法进行编码分析的结果如下（见表 13 ）。

表13 211例心电图 Minnesota 编码结果

年龄组			正常	左心室肥大	ST-T显著改变	Q/QS型	心律失常	心室内传导阻滞	房室传导阻滞
80岁以上	高血压组	男	4 (22.2)	7 (38.8)	7 (38.8)	2 (11.1)	5 (27.7)	2 (11.1)	1 (5.5)
		女	15 (28.8)	11 (21.1)	19 (36.5)	1 (1.9)	11 (21.1)	9 (17.3)	1 (1.9)
	非高血压组	男	13 (46.2)	1 (3.5)	2 (7.1)	1 (3.5)	6 (21.4)	8 (28.5)	1 (3.5)
		女	17 (45.9)	2 (5.4)	4 (10.8)	—	5 (13.5)	6 (16.2)	1 (2.7)
60~80岁	高血压组	男	7 (41.1)	4 (23.5)	2 (11.7)	—	1 (5.8)	—	—
		女	6 (37.5)	3 (18.7)	4 (25.0)	1 (6.2)	—	—	—
	非高血压组	男	11 (40.7)	5 (18.5)	—	1 (3.7)	4 (14.8)	3 (11.1)	—
		女	7 (43.1)	1 (6.2)	2 (12.5)	1 (6.2)	1 (16.2)	2 (12.5)	—

二、结果与讨论

80 岁以上年龄组人数较多，占 63.9%。60 ～ 80 岁年龄组平均年龄 72 岁，因此对 60 ～ 80 岁年龄组的特点显示不够。研究发现，高血压发病率高，随年龄增长，女性占大多数，60 ～ 80 岁组中患经典高血压者居多，占 57.5%，80 岁以上组则以收缩期高血压为主，占 58.5%，单纯舒张期高血压患者多。随年龄增长，单纯收缩期高血压发病率明显上升，这可能与当地嗜酒等生活习惯有关。我们认为这些是构成本组 Minnesota 编码特点的基本因素。

第一，从表中可以看出，两个年龄组间 Q/QS 型检出率无差异（$p > 0.05$），80 岁以后并不降低。而 80 岁以上高血压组较非高血压组 Q/QS 型检出率明显增高（$p < 0.01$），说明 Q/QS 型检出率 80 岁以后不降低，可能与钟祥高血压发病率高有关。

第二，ST–T 改变随增龄而增加（$p < 0.05$），但 80 岁以上年龄组与 60 ～ 80 岁年龄组非高血压组间比较，ST–T 改变无差异（$p > 0.05$），而高血压组间比较，80 岁以上年龄组和 60 ～ 80 岁组之间有差异（$p < 0.05$），80 岁以上年龄组中高血压组与非高血压组比较有显著差异（$p < 0.01$），说明 ST–T 改变与年龄因素存在内在关系，还与高血压发病率增加有显著关系。

第三，80 岁以上年龄组患高血压与左心室肥厚有明显关系，高血压组与非高血压组比较有显著差异（$p < 0.01$），而年龄组间比较没有差异（$p > 0.05$），说明左心室肥厚的检出率随高血压发病率显著增加而增加。

第四，心律失常检出率随增龄而增加（$p < 0.05$），过早搏动 8.1% 居首，窦性心律失常 5.7% 次之，居第三位的是心房颤动 2.9%，过早搏动中以房性早搏多见。80 岁以上年龄组心律失常发生率增加有差异（$p < 0.05$），说明老年人心律失常发生率随增龄而增加，除年龄因素外，可能还与高血压发病率增加有关，因为心律失常与左心室肥大有关。

第五，心室内传导阻滞发生率随增龄而增加（$p < 0.05$），其中，右束支传导阻滞最多见，60 ～ 80 岁组为 3.9%，80 岁以上年龄组为 13.9%；其

次为左前分支传导受阻，60 ～ 79 岁组为 1.3%，80 岁以上年龄组为 2.9%。左后分支传导阻滞较少见，60 ～ 80 岁为 1.3%，80 岁以上年龄组为 1.4%，高血压组与非高血压组间比较均无明显差异。

综上所述，除心室内传导阻滞外，80 岁以上年龄组中高血压患者左心室肥厚、心律失常、ST–T、Q/QS 型改变值等均明显高于非高血压患者组（$p < 0.01$）。这说明随增龄而发病率增加的高血压仍是造成高龄老人心脏受损的危险因素，因此，对高龄老人进行高血压的防治，提倡合理的生活方式，有效控制血压，对于促进长寿、提高长寿老人生活质量有着重要意义。

高龄饮酒与心血管疾病相关性的调查研究

为了解每日定量饮酒（2 两 / 日）对高龄老人心血管疾病的影响，采用随机抽样方法，从 632 名高龄老人中选取 159 名，测量血压及描记 12 导联心电图。结果发现，80 岁以上老年人每日定量饮酒对高血压病及心电图无影响（$p > 0.05$），但对心肌梗死有一定影响（$p < 0.05$），而心电图异常与高血压病之间有明显联系（$p < 0.01$）。

国内外普遍认为饮酒与心血管疾病之间有一定关系，少量有利，多饮则反之。钟祥既是长寿之乡，又是饮酒之乡，老人饮酒量普遍在 2 两之内，约 100 毫升，为探究这种长期定量饮酒与心血管疾病发病的关系，我们进行了深入调查。

一、对　象

在钟祥地区四乡镇 632 名 80 岁以上的老人中，随机抽样 159 名，男 65 名，女 94 名，平均年龄 84 岁，最大年龄 94 岁。

二、方　法

专业人员逐个询问饮酒年限、日饮酒量（以两计）；坐位测血压 3 次，取平均值，同时卧位静息状态下，记录 12 导联心电图。

三、结 论

第一，平均饮酒年限 50 年，最长年限 65 年，最短年限 20 年；日饮酒量均在 2 两以内，12 人日均饮酒量为 1 两。

第二，饮酒者 54 人，占调查人口 34%，男 32 人，女 22 人；非饮酒者 105 人，其中男 33 人，女 72 人。饮酒者中高血压患者 35 人，其中男 18 人，女 17 人；血压正常者 19 人，其中男 14 人，女 5 人。非饮酒者中高血压患者 58 人，其中男 17 人，女 41 人；血压正常者 47 人，其中男 16 人，女 31 人（见表 14）。

表 14 饮酒者与非饮酒者患高血压情况及心电图变化情况

心电图类型	非饮酒者		饮酒者	
	高血压人数	非高血压人数	高血压人数	非高血压人数
正常心电图	10	19	6	5
异常心电图	48	29	29	13
其中：电轴左偏	22	14	13	4
左心房增大	1	2	2	0
左心室肥大	5	1	6	0
心肌损伤	20	7	9	7
心肌梗死	4	1	5	3
房性期前收缩	7	4	3	1
室性期前收缩	3	3	3	1
室性早搏	0	2	0	0
心房颤动	0	0	0	2
不完全性左束支阻滞	3	2	0	3
完全性左束支阻滞	2	1	2	0
左前分支传导阻滞	2	3	1	2

高龄饮酒者的高血压发病率与非饮酒者的高血压发病率相比，略微增加，但 p 值检验无显著意义（$p > 0.05$）。心电图异常情况经 p 值检测与高血压呈显著相关（$p < 0.01$）。其中单项心肌梗死（$p < 0.05$），与饮酒有一定关系。

以上调查显示，心肌梗死与长期定量饮酒有一定关系。我曾遇见三位高龄心肌病患者，心慌气短，不能平卧，下肢浮肿，均有 5 年以上每日 8 两到 1 斤的饮酒史；心脏 B 超显示左心室增大，均值在 6.5 ～ 7 cm。禁酒、药物治疗两年后，心脏均恢复到 5.6 cm 左右，心律失常、心衰现象均消失，说明长期大量饮酒可致心肌病，少量饮酒亦可能造成心肌损伤，所以饮酒应限量，不饮者不劝。

89例农村高龄老人血压、心电图、心电向量图及血液流变学的调查分析

为了解农村高龄老人心血管系统主要疾病的发病情况，1988—1989年我们对钟祥市80岁以上老年人进行了血压、心电图、心电向量图（VCG）及血液流变学指标抽样调查。

一、对象与方法

调查对象为丘陵地区3个乡镇中89位80岁以上农村老人，目前仍可坚持劳动者占87.5%，男33例，女56例。调查对象年龄80～110岁，其中80～90岁者占93.3%。

由专人组织登记检查，在老人安静状态下坐位测量血压3次，取平均值。心电图检测在静息状态下记录常规12导联心电图。心电向量图检测采用I–J–I型心电向量图自动分析诊断系统，全部用Frank体系，采取卧位、右侧面方位±180划分法。血液流变学指标测定用SDZ–Ⅲ型自动计时黏度计，测定全血黏度、血浆黏度、血沉、血球压积，分别计算全血还原黏度和血沉K值。

二、结　果

调查对象中，单纯性高血压27例，临界高血压10例，高血压性心脏病20例，冠心病8例，支气管炎3例（其中1例慢性肺心病合并高血压）。余21例未发现明显的心血管系统疾病。

（一）血压测定结果

高血压 48 例（1 例慢性肺心病合并高血压），男 13 例，女 35 例，总检出率为 53.9%。其中，单纯收缩压增高 31 例，发生率为 64.6%，最高收缩压 30.66 kPa，平均收缩压 24.53 kPa。单纯舒张压增高 3 例，发生率为 6.3%，最高舒张压 13.33 kPa，平均舒张压 13.33 kPa。收缩压、舒张压均升高 14 例，发生率为 29.2%，最高收缩压 27.99 kPa，平均收缩压 25.23 kPa；最高舒张压 14.66 kPa，平均舒张压 13.52 kPa。

（二）心电图、心电向量图检测结果

ECG、VCG 均正常 30 例，占 33.7%，ECG 检出左心室肥厚 6 例，占 6.7%，而 VCG 检出 9 例，占 10.1%，左心室高血压 ECG 检出 2 例，VCG 检出 7 例，心肌受损 ECG 检出 8 例，VCG 检出 4 例，左前分支传导阻滞 ECG 检出 2 例，VCG 检出 4 例。二者检查结果略有差异，各有特点。心律失常中窦性心动过速 4 例，窦性心动过缓 1 例，室性早搏 4 例，房性早搏 13 例，心房颤动 3 例。

（三）血液流变学检测结果

将 80 岁以上的正常组（21 例）与我们曾测得的正常青年组（100 例）进行比较，结果见表 15。

将仅有高血压、无左心室肥厚及心肌受损者列为单纯高血压组；而血压收缩压大于 18.66 kPa、小于 21.33 kPa，舒张压大于 12.00 kPa、小于 12.66 kPa 为临界高血压组。此外，将冠心病 5 例、可疑冠心病 3 例列为冠心病组；将高血压性心脏病 17 例列为一组（3 例慢性支气管炎无比较意义，未列入表内）。各组血流变学变化比较见表 16。

表 15　正常高龄组与正常青年组血液流变学检测比较

组别	n	全血黏度	血浆黏度	血沉	血细胞压积	血沉 K 值	全血还原黏度
正常青年组	100	5.19±0.054	1.78±0.012	15.42±1.07	49.19±0.38	75.12±5.04	8.53±0.11
正常高龄组	21	4.81±0.14	1.9±0.04	23.95±2.55	42.52±4.1	83.67±7.61	9.11±0.36
p 值	—	< 0.01	< 0.01	< 0.01	< 0.01	> 0.05	< 0.05

表 16　80 岁以上高龄老人血液流变学检测比较

组别	n	全血黏度	血浆黏度	血沉	血细胞压积	血沉 K 值	全血还原黏度
正常组	21	4.81±0.14	1.90±0.04	23.95±2.55	42.52±1.40	83.67±7.61	9.11±0.36
临界高血压组	9	5.55±0.34	2.01±0.05	23.33±4.63	43.67±1.56	82.04±15.78	10.46±0.80
单纯高血压组	25	4.79±0.14	1.87±0.03	24.88±2.08	41.76±0.87	80.58±7.51	9.09±0.27
冠心病组	8	4.89±0.20	1.90±0.19	24.75±3.87	40.75±1.18	83.18±14.5	9.53±0.36
高血压性心脏病组	17	4.90±0.13	1.88±0.03	33.41±2.39	40.88±1.09	106.85±3.62	9.71±0.40

注：以上各组间无明显差异。

三、讨 论

在 89 例农村高龄老人中，高血压检出率为 53.9%，高于锦州地区，与广州市相近，明显高于广西巴马县的检出率。因此，我们认为增龄虽是导致动脉粥样硬化的主要因素，但地区分布、水质、微量元素等的影响亦十分重要。在 48 例高血压病例中，单纯性高血压占 64.6%，但以舒张压增高为主的甚为少见。有些学者认为老年高血压未必需要积极治疗，因为各种降压药物均具有一定副作用，其预后和远期疗效似尚难于确定。本组 48 例高血压患者始终未经任何治疗，但对比 89 例的心电图与心电向量检查结果，高血压对患者心脏仍有明显负面影响。由此我们认为，较早地进行防治可能更有利于健康长寿。

89 例高龄老人全部做了 ECG 和 VCG 检查以相互对照补充。其中均正常者 30 例，占 33.7%，心律失常类型中以房性早搏最常见，占 14.6%，心房颤动 3.8%，比例低于临床所见。本组病例与国内曾报道的 354 名 80 岁以上健康老年人心电图变化比较，除室性早搏的检出率（4.5%）略高外，其他各型心律失常的检出率均低，传导阻滞尤少见。我们推测心律失常情况较少是本组老年人长寿的重要因素之一。

我们从 89 例高龄老人的检测结果可以看出，正常高龄组与我们于 1987 年所测得的正常青年组的血液流变学检测结果有一定差异，即随增龄、全血黏度、血细胞压积下降，而血浆黏度、血沉上升，符合老年人的生理变化特点。

钟祥市 33 例百岁老人血脂及血液流变学指标的调查

1992 年，我们对钟祥 33 名百岁老人进行了体检及血压、心电图、血脂、血液流变学等流行病学调查。现重点对百岁老人血脂及血液流变学指标进行探讨。

一、对象与方法

调查对象系 33 名百岁老人，男 7 人，女 26 人，平均年龄 101 岁，均为农民，散居全县 7 个乡镇。新中国成立前，生活均属贫寒，仅 1 人识字，均结过婚，最少生育 2 胎，最多 14 胎，均无既往病史。4 名老人一直生活在血吸虫病重疫区，长期接触疫水，但无感染病史。青中年时期均以粗粮为主，喜清淡食物，老年喜肥肉。31 人生活完全自理，并能从事轻微劳动。卧床 2 人，均衰老所致，无明显阳性体征和疾病。

我们对 33 名老人进行了血压、心电图、血液流变学、血脂测定。其中，按《常见心血管病流行病学研究及人群防治工作 1979—1985 年规划》测量方法进行血压测量。在静息状态下记录常规 12 导联心电图。采用无锡电子仪器二厂生产的 SDZ-Ⅲ型自动计时黏度计测定血液流变。

此外，分别采用硫磷铁法、乙酰丙酮显色法、单向火箭免疫电泳法测定血脂中的 TC、TG 和血清载脂蛋白 A_2、B。

二、结　果

（1）查体。在 33 例中发现，心尖部 II 级以上收缩期杂音 7 例，1 例肝脏肿大 4 cm，压痛、无结节。其余未发现其他阳性体征，无一例定位性瘫痪。

（2）血型。共检验 21 例，A 型 8 例，占 38.1%；B 型 7 例，占 33.3%；O 型 5 例，占 23.8%；AB 型 1 例，占 4.8%。

（3）血压。共测量 33 例。收缩压均值 21 kPa，最高值 27 kPa，最低值 13 kPa。舒张压均值 12 kPa，最高值 16 kPa，最低值 9 kPa。

高血压 18 例，患病人数占受检人数的 54.5%，单纯收缩压增高 8 例，占 24.2%，9 人收缩压、舒张压均较高，占 27.3%。

（4）心电图。窦性心律 31 例，心房颤动 2 例，心肌轻度复极异常 10 例。心律失常 5 例，其中窦性心动过速 1 例，房性早搏 3 例，室性早搏 1 例。传导阻滞 2 例，其中完全性右束支传导阻滞 1 例，完全性右束支加左前分支阻滞 1 例。左心房增大 1 例，左心室增大 1 例，低血钙 2 例，陈旧性前间壁心肌梗死 1 例。

（5）血脂。共查 32 例。总胆固醇均值 5.76 mmol/L，甘油三酯均值 1.35 mmol/L，血清载脂蛋白 A 均值 1.36 g/L，血清载脂蛋白 B 均值 0.91 g/L。

（6）血黏度测定。共查 29 例，分为高龄老人血压正常组和百岁老人血压正常组，以及百岁老人高血压组和非高血压组，见表 17、18。

表 17　高龄老人血压正常组与百岁老人血压正常组血黏度比较

分类	高龄组 （n=21）	百岁组 （n=14）	p 值
全血黏度	4.81 ± 0.14	4.74 ± 0.34	> 0.05
血浆黏度	1.90 ± 0.40	1.63 ± 0.05	< 0.01
血沉	23.95 ± 2.55	47.15 ± 1.00	< 0.01
血细胞压积	42.52 ± 1.4	37.19 ± 1.16	< 0.01

续表

分类	高龄组 (*n*=21)	百岁组 (*n*=14)	*p* 值
血沉 K 值	83.67 ± 7.61	128.92 ± 5.47	< 0.01
全血还原黏度	9.11 ± 0.36	9.31 ± 0.71	> 0.05

注：高龄组年龄为 80 ～ 100 岁，百岁老人组年龄为 100 岁以上。

表 18　百岁老人高血压组与非高血压组比较

分类	高血压组 (*n*=21)	非高血压组 (*n*=14)	*p* 值
全血黏度	4.79 ± 0.20	4.74 ± 0.34	> 0.05
血浆黏度	1.75 ± 0.00	1.63 ± 0.05	< 0.01
血沉	40.50 ± 2.83	47.15 ± 1.00	< 0.05
血细胞压积	38.79 ± 1.09	37.19 ± 1.16	> 0.05
血沉 K 值	121.11 ± 7.86	128.92 ± 5.47	> 0.05
全血还原黏度	8.99 ± 0.62	9.31 ± 0.71	> 0.05

三、讨　论

　　调查结果显示，百岁老人的共同特点是既往健康，无慢性消耗性疾病，从未因心、脑、肝、肾疾病就医，亦未患传染性疾病，说明良好的先天因素是其长寿的内在原因。此外，他们一生爱劳动，不断锻炼身体，增强体质。中青年时期以粗粮为主食，这可能对降低血脂、延缓动脉硬化起到了良好作用，是其长寿的外在原因。而婚姻、生育、血型、生活条件优劣不是影响长寿的因素。

　　关于百岁老人血脂成分主要指标的增龄变化，尚存在不同意见。多数研究者认为，75 ～ 89 岁老年人总胆固醇、甘油三酯、低密度脂蛋白胆固醇、极低密度脂蛋白胆固醇含量增高，高密度脂蛋白胆固醇含量降低，而百岁以上老人与此相反，少数研究者持相反观点。我们所测得的 33 例百岁老人的胆固醇、甘油三酯、载脂蛋白 A_1、B 均值及载脂蛋白 A/B 均在正常范围，而不见胆固醇、甘油三酯、载脂蛋白 B 增高，载脂蛋白 A_1 亦不降低，符合多数研究者的观点，这可能是延缓动脉硬化，能够健康长寿的因素之一。

血液流变学测定结果表明，百岁以上老人相较 $80 \sim 100$ 岁的老人，血浆黏度、血细胞压积继续呈下降趋势，血沉上升。对于全血黏度，两组数据之间无明显差异，不再显示全血黏度下降、血浆黏度上升的增龄变化，百岁以后血液流变学改变的主要特征是血浆黏度呈下降趋势。而百岁老人中的高血压组同非高血压组比较，全血黏度无差异，高血压组血浆黏度明显增高，因此，可能百岁老人高血压血液流变学特征的主要变化在血浆黏度相对增高。

2010 年钟祥市百岁老人调查报告

2010 年 10 月 21 日，钟祥市一年一度的百岁老人调查工作开始。按照钟祥市民政局提供的 91 名百岁老人的名单，钟祥市人民医院派出 6 人专班，在民政干部协助下，进村入户逐一对老人进行体检调查。此次体检调查历时 18 天，覆盖全市 13 个乡镇、2 个农场，实检百岁老人 69 人，未查 22 人（其中死亡 15 人，外出 3 人，4 人因故不查）。

一、生存现状

（1）一般情况：总检 69 人，男性 12 人，女性 57 人，平均年龄 103 岁，最小年龄 100 岁，最大年龄 109 岁。

（2）生活自理情况：完全自理 41 人，半自理 20 人，丧失自理能力 8 人。

（3）生活赡养情况：48 人由亲生子女赡养，10 人由孙子女赡养，7 人由非亲子女赡养，3 人自己负担生活，1 人由社会供养。

（4）老人心理状况：34 人乐观积极、希望长寿。

（5）身体健康状况：失明 8 人，失聪 10 人，高血压 43 人，心肌梗死 7 人，左心室增大并劳损 6 人，心房颤动 9 人，心肌受损 19 人，完全右束支传导阻滞 6 人。25 人曾跌倒，致跛 1 人，致瘫 9 人。未感染乙肝 23 人，抗体阳性 16 人，乙肝 3 人。均值除同型半胱氨酸、C 反应蛋白升高外，血脂、肝功能等均在正常范围内。

二、长寿探道

2010 年，钟祥共有百岁老人 91 人，为历史之最，探询其因也是此次调查的目的。通过对 69 名百岁老人的调查，我们深深感受到百岁人生的精彩。

（一）面对人生笑为先

69 名百岁老人均经历过战争、疾病等各种磨难，但他们总是笑对人生。钟祥一中的杨薇芬老人，出生在书香门第，上过学，知书达理，可谓才貌双全，却因种种原因，错过适婚年龄，不得不做了填房（即二婚）。婚后为了养活 12 个儿女，起早贪黑，受尽世间之苦。我们问老人："今生您多冤啊！想得开吗？"她却开怀大笑："想得开，不然一百岁过不到的。"多么精彩的回答！又如洋梓中山的郑传秀老人，见到我们一直笑得合不上嘴。笑从何来？她说："现在吃喝好，世道好，子女孝，心里痛快、高兴得不得了。"还有百岁老人唐德才，三年前和他共同生活了半个世纪的老伴去世了，他曾经一度沉浸在痛苦的思念中。一次我们去看他时，他正在修筑一条通往老伴墓地的路，以寄托哀思。他说修条路为的是他去墓地或是老伴回来见他方便些，多么令人感动的人间百岁恋啊！所以，这次见到他，我们问："还想老伴吗？"他面露微笑地说："她生前我们有个约定，无论谁先走了，都不要忘了叫另一个。三年过去了，她也不来叫我，说不定她已经超生啦，还想有啥用。"想得开是老人最大的优点。

（二）对待生命动为先

在我们调查的 69 名百岁老人中，力所能及参与劳动的有 49 人，除生活完全能自理的 41 人外，其中有 8 人属于半自理，但仍坚持要参加摘棉花、扒苞谷、剥花生、择菜等劳动，他们视劳动为生命。在百岁老人的世界里，仍然充满理想、生气勃勃，生命因"动"而精彩。如文集镇的陈昌贵老人，骑着自制的三轮车去赶集，生活全靠自己，不依靠儿女，他说这样随意、快活！又如长寿镇百岁老人李家才，是一个放飞理想、手脑灵活的长寿人。儿女们不让他下地干农活，他却自己偷着去开荒、种树种竹，盖了一间简式土屋，准备日后搬到那里，为来回方便，他还开始积料，准备在途经的小河上架一座桥。动手能力多么强，多么富有想象力。阴雨天或晚上在家，他也不闲着，把家里废旧的编织袋拆成线，用自制卷线机缠成团，编织成各种袋子、筐子、垫子，摆得满屋，像个陈列馆。石牌镇的百岁老人程德英同样闲不住，我们去时，她正在扒苞谷，两天能扒一大箩筐，她说："有事做，人舒畅。"闲不住，是百岁老人的特征。

（三）对待他人善为先

对于我们调查的69名百岁老人，无论邻居还是家人，都称赞他们人善、和气、心好。这次访问旧口镇的袁明道老人时，正遇她和几位邻居玩花牌，同伴们异口同声地说："老人心善、和气，我们都愿意和她玩，输赢从不红脸。"新中国成立前，老人以挑脚（长途搬运）为生，南来北往，吃了不少苦，练就了刚柔并济的性格。为了他人，她能陪命；谁要欺负她，她能舍命。又如洋梓的项金秀老人，她笑眯眯地对我们诉说着近日做的一个梦："前些时，我梦到已过世的丈夫，他说我接生救了好多人，心好就长寿。"他们相信心好才能长寿。客店百岁老人吴春桃，心系人民，令人感动。她说："我这样的人活了还有啥用，政府还用人民的血汗钱来养我。"心善是百岁人的本性。

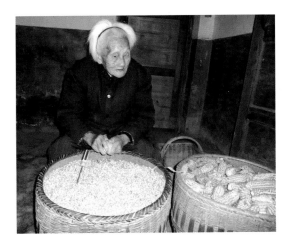

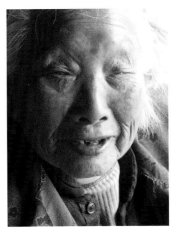

百岁老人程德英在扒苞谷　　　　　　　　百岁老人项金秀

（四）对待百岁孝为先

调查时，65人表示家和子孝，其中3户系非亲子赡养的家庭。当问及子孝的原因时，后代一致回答："主要是因为老人对我们好，我们现在赡养他们是应该的。"如石牌的丁菊英老人，丧子40多年，含辛茹苦把4个孙子拉扯大，现全靠孙子、孙媳妇赡养。我们进门时，孙媳妇正在为老人穿衣、梳头，真是"婆婆穿衣梳头忙完了，孙媳披头散发身汗流"。这些百岁老人的后代们就是这样孝顺着他们。又如磷矿镇的百岁老人李玉和，他现在全靠毫无血缘关系的"侄女"赡养。原来他是侄女继父的弟弟，现在失聪、失明，又有间歇性精神病，邻居都建议将老人送到福利院，可侄女却坚持自己照顾。他是我们见到的百岁老人中唯一在正屋居住的，体重指数也是百岁老人中最高的，老人得到了悉心的照顾。还有洋梓的翁万英老人，从前受尽虐待，现在瘫痪在床14年了，全靠孙女照料，满面红光、衣着干净。俗话说，"不问照顾周，只看身穿衣；不问锅里粥，只看脸上肉"，由此可见老人现在生活状态良好。现在政府"五个一"惠老工程的实施进一步弘扬了孝道精神。我们曾目睹民政干部为百岁人服务、交谈的情景，这都是孝道促进长寿的表现。

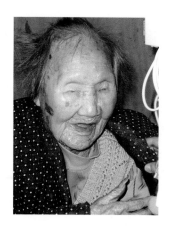

百岁老人翁万英

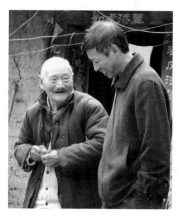

工作人员与百岁老人交谈

三、问题及建议

（一）进一步完善体检工作

为百岁老人体检，是钟祥市的一大亮点。1988 年钟祥市人民医院开始开展此项工作，至今已几十余年。从不定期体检到常态化体检，从仅检查身体到生理、心理全面检查测评，为研究长寿提供了宝贵资料。此外，这项工作同时体现了政府对百岁老人的关心，使政府能全面地了解百岁老人的现状和问题，及时提出对策，是一项具有实效的惠老工程。

目前需要进一步推进体检工作：一是进一步完善组织协调制度，各个部门明确各自的职责。二是加大专项经费投入，各项费用均需财政列项开支。只有持续推进工作，才能保证为百岁老人体检成为一项永久性的常规工作。

（二）大力宣传孝道，弘扬孝道精神

在百岁老人家中蕴藏着很多感人的孝道情意，特别是丧失自理能力的老人，他们的吃、喝、拉、撒、睡均需要照顾。如双河的李国英老人，儿子、儿媳至今和老人住在一间屋里，冬夏不断为老人更换热、冷水袋以调节体温，使她安度晚年。所以，各类媒体在宣传报道、各级政府在评奖表彰时，不要忘记了这些孝子贤孙。

（三）逐步完善家养和公养并举模式

现在，钟祥市的百岁老人每人每月都有经济补助，为入住福利院奠定了经济基础。如客店的唐德才老人，老伴去世后，由于种种原因生活出现困难，如供养他的侄儿不幸车祸身亡，孙女又生小孩，女儿出门外地。现在入住福利院后，他感到生活满意，子女也无忧。所以，对于丧失生活自理能力，或家中无条件赡养的百岁老人，可安排入住当地福利院。

（四）加强百岁老人疾病防治工作

当前，百岁老人残疾的主要原因是跌倒。这次调查发现，2009 年因跌倒当场死亡的有 2 人，延期死亡的有 2 人，这 4 人都是当年体检中健康或较健康的老人，生活能完全自理。跌倒多数是可以避免的，如丰乐的侯凤

英老人，耳聋、失明，她的女婿为防止她跌倒，在房间、公共活动场所、厕所分别钉了一个钉子，并用绳子连起来。老人沿绳行走，从未跌倒。

另一多发病就是心血管病，如高血压病、心肌梗死、心律失常等，老人大多数未得到治疗，少部分治疗手段不合理。所以，应以乡镇卫生院为中心，做到机构、人员、任务三落实，使百岁老人能就近得到及时、合理治疗。

农村百岁老人管理对策的探讨

要想提高农村百岁老人的生活质量及健康状况，需要探讨管理模式及对策。通过组织专班专人逐户访问、体检，按统一要求填写表格进行统计后发现，部分百岁老人存在缺少照顾的情况，尤其养老、医疗方面存在严重困难。调查对象中 10% 以上无亲生子女，即使子女在世也都已步入老年、丧失劳力，无力照顾老人。35% 的百岁老人生活属于半自理或不能自理，需要依靠他人照顾。高血压患病率在 42% ～ 54.5%，跌倒发生率在28.2% ～ 36%。百岁老人数量增长迅速，由 1992 年的 33 人增至 2010 年的82 人。为此，政府将百岁老人管理工作纳入工作日程，由相关退休人员组成了专门探讨百岁老人管理对策的智囊机构，由民政及卫生部门为百岁老人提供生活补贴、健康体检、防治指导，定期看望，并赠送彩电一台，改善老人文化生活，使百岁老人的管理工作得到落实，产生了很好的社会效益，孝道得到了弘扬。

一、百岁老人的现状与问题

百岁老人是一个急需关怀的群体，同时是一个用一生实践了长寿奇迹的群体。所以，对他们实施良好管理，是增进人类文明、社会和谐，实现健康长寿的客观需要。

钟祥系长寿之乡，从 1998 年开始，经过多年的调查研究，已将全市百岁老人逐步纳入常规管理工作中。

（一）百岁老人人数的变化

百岁老人人数在逐年增长，由 1992 年的 33 人增至 2010 年的 82 人（见表 19）。所以"老有所养"的困难与挑战日益突出，加强老年群体管理已成为当务之急。

表 19　百岁老人人数变化情况

年份	百岁老人数量／人
1992	33
2005	51
2010	82

（二）百岁老人赡养情况

1990—2010 年，针对 187 名百岁老人的调查结果显示，百岁老人中 10% 以上无亲生子女（见表 20），即使有子女，他们亦步入老年，经济收入微薄，无力照顾老人。而具有自养能力的极少，社会供养部分也极少，说明百岁老人养老存在严重困难。

表 20　百岁老人赡养情况

赡养情况	百岁老人数量／人
亲生子女供养	135
亲生孙子女供养	24
养子女供养	20
养孙子女供养	2
自养	4
社会供养	2

（三）百岁老人生活自理情况

百岁老人中 35% 以上属半自理和不能自理者，不同程度需要他人照顾生活（见表 21）。

表 21　百岁老人生活自理情况

生活自理情况	百岁老人数量 / 人
全自理	121
半自理	28
不能自理	38

（四）百岁老人多发疾病流行情况

调查表明，高血压仍然是引起百岁老人心血管疾病的主要因素（见表 22）。此外，百岁老人易跌倒，高血压、低血糖等都是跌伤的影响因素（见表 23、24）。

表 22　百岁老人患高血压情况

年份	实检人数 / 人	高血压人数 / 人	检出率 /%
1992 年	33	18	54.5
2005 年	46	23	50.0
2010 年	72	29	40.3

表 23　百岁老人跌倒情况

年份	受检人数 / 人	跌倒致伤人数 / 人	占比 /%
2005	46	13	28.2
2010	72	36	50.0

表 24　导致百岁老人跌倒的相关因素

相关因素	跌倒人数
高血压	13
心房颤动	6
低血糖	4
双下肢无力疼痛	18
心肌梗死	6
眩晕晕厥	9
脑中风	2
快跑	2
障碍物	5

二、管理组织机构设置与主要对策

实施百岁老人管理是一个系统工程，既要统一领导，又要多部门配合，协调一致。

（一）管理模式与具体职责

以政府为主导，充分发挥民间组织的积极性，创造全社会关爱老人的局面。形成市委、市政府—长寿研究会—卫生行政部门三级管理模式，市委、市政府系决策领导层，将百岁老人管理纳入日常工作，汇总情况，形成决议，布置任务。

长寿研究会系民间组织，由各部门已退休领导及热爱长寿养生、关心老年人群工作的退休人员组成，以民政、卫生、文化、环保、宣传为主体，涉及各个科局，范围广，利于工作开展。主要工作职责包括：调查研究，收集资料，建立百岁老人档案，及时反映汇报，当好市领导的参谋，提出对策。广泛宣传保健知识，创办长寿研究杂志，建立保健养生网站，进行健康长寿宣传，组织调研、体检。它在百岁老人管理中发挥重要作用，是政府实施百岁老人管理的智囊团。

卫生行政部门负责落实具体工作，包括追踪百岁老人的人数、健康状况，贯彻政府各项福利政策，落实开展体检及疾病防治等各项具体工作。

（二）已实施的主要对策

（1）为百岁老人每月发放生活补贴，禁止摊派行为。

（2）为百岁老人提供一年一次体检服务，建立健康档案，指导疾病防治。

（3）赠送每位百岁老人一部彩电，对解决农村偏僻散居的百岁老人的孤寂问题、增加文娱生活起到了很好的作用，很受老人喜爱。

（4）每位老人年满百岁寿诞时，政府领导登门为其祝寿。

（5）每年重阳节，政府领导亲自登门看望百岁老人，对政策落实情况进行检查、总结，并进行通报。

（6）长寿研究会每月召开一次会议，收集情况、交流工作、布置任务。

（7）卫生行政部门以钟祥市人民医院为主体，实施钟祥市每年一次百岁老人体检工作，并向钟祥市主要领导汇报检查情况。整理资料、追踪观察，对影响长寿的因素进行研究，指导健康长寿保健工作。

（8）培训乡镇老年科医生、护士、福利院的护工，提高老年专科医护水平。

三、社会效应与问题

（一）社会效应

社会效应良好。显著提高了社会对百岁老人的重视，长寿老人数量大幅增加，形成了以家中有百岁老人为荣的积极局面，百岁老人的社会地位、生活待遇明显提高，爱老敬老蔚然成风。政府把百岁老人的管理工作列入了议事日程，"人民政府为人民"更加深入人心，得到广泛赞扬。

（二）问　　题

首先，家庭与社会养老并举，规范化、制度化程度不够，农村百岁老人养老缺少社会保障。当百岁老人遇到紧急突发事件时，缺少应急机制。其次，百岁老人医疗救护问题尚未纳入议事日程，无章可循。所以，实行百岁老人医疗专款救护，亟待解决。最后，基层大多缺乏老年专门救治机构及专业人员。

以上是我们多年开展百岁老人生活质量管理及对策调查的一点体会，更多的还是依靠国家政策的完善与规范。国家与地方"两条腿走路"，是应对人口老龄化和促进健康长寿的最好模式。

百岁老人保健护理的探讨

为提高百岁老人的生活质量，首先需要了解相关情况。为此，逐一对 69 名百岁老人进行入户访问，体检，血压测量，心电图、生化检测，结果发现影响百岁老人生活质量的主要因素依次是：高血压、跌倒、失明，而高血压又是导致心血管疾病的主要因素。因此，解决高血压、跌倒、失明三大问题，是提高百岁老人生活质量的重要措施。

一、69 名百岁老人调查结果

百岁老人是一个特殊群体，对其的保健护理工作以往涉及甚少。为提高百岁老人生活质量，加强保健护理工作势在必行。2016 年，我们对 69 名百岁老人进行了调查分析。

（1）一般情况：男 12 人，女 57 人，最大年龄 109 岁，完全自理者 41 人，半自理者 20 人，丧失自理能力者 8 人。

（2）体检情况：失明 8 人，占 11.6%。失聪 10 人，占 14.5%。高血压 43 人，占 62.3%。心肌梗死 7 人，其中 6 人伴高血压；左心室肥大并劳损 6 人，其中 5 人伴高血压；心房颤动 9 人，其中 6 人伴高血压；心肌受损 19 人，其中 15 人伴高血压。25 人曾跌倒，占 36.2%，致瘫 9 人，致死 4 人。

以上调查结果说明，影响百岁老人生活质量的主要因素是：高血压、跌倒及失明，而高血压又是导致心血管疾病的主要因素。

二、69 名百岁老人的共有特点

（1）活动能力下降。活动时心慌、气短、乏力，耐受力差。

（2）食量明显减少。食欲减退，每日只吃 2 餐，少数只吃 1 餐，要求食物稀、软。

（3）怕冷、怕热。气候适应能力差，特别是严寒、酷暑，百岁老人在冬、夏的死亡率明显高于其他季节。

（4）全身酸软疼痛。特别是腰、腿部，72% 伴双下肢肌肉酸软无力、疼痛，30% 有服止痛药史。

（5）便秘、夜尿增多。

三、百岁老人的保健护理

（一）高血压

高血压在百岁老人中的发病率达 62%，其中伴发心房颤动、心肌梗死、左心室肥大、心肌受损等心电图异常者占 53%。连续两年追查百岁老人死亡原因发现，因心血管疾病死亡的占 71% ～ 75%，而知晓率及参治率非常低，不到百分之一。所以加强防治百岁老人高血压，是促进老人健康长寿的首要措施。首先，我们提倡在高龄人群中每年开展一次体检，加强宣传教育，以提高高血压的知晓率和重视率。钟祥市已由不定期对百岁老人进行体检和宣教，发展到将其变为一年一次的常态化制度在全市推行。其次，加快研制有效的降压药物，提高参治率和有效率。最后，根据百岁老人便秘多发的特点，在维持高纤维素饮食无效时，适当使用缓泻药物，这是防治心血管疾病的重要措施。

（二）跌　倒

百岁老人跌倒率高达 36%，致残、致死率高达 52%，是致百岁老人非正常死亡的主要因素。69 人中直接死于跌倒者 3 人，所以加强百岁老人跌倒预防及护理极其重要。多年调查发现，百岁老人跌倒的主要原因是年龄因素。首先，百岁后多发肌肉萎缩，肌张力下降而致稳定性差，从而跌倒；其次，久坐急起，肌肉松弛，供血差，重心集中下肢，易跌倒。最后，失明、血糖水平低、骨质疏松、心血管疾病等也可致跌倒。

对于跌倒，一是要防，按原因进行针对性处理，适当锻炼，行动宜慢不宜快；加强营养，尽量满足老人饮食上软、稀的要求，并注意蛋白质的补充，特别是血糖值低的老人。二是忌久坐急起，起身应有扶手助力，坐的时间不宜过久，起立宜慢。三是及时用拐杖，增加稳定性和力度。四是及时清除老人经常活动场所的致跌障碍因素，如增加道路平整度，减少坡度、陡坎等；厕所应设助起把手；床的高度适宜，便于上下，避免跌倒。五是注意骨折后的恢复问题，百岁老人由于年龄大、体质差难以承受手术治疗。护理上，首先是多关心安慰，减少忧郁情绪，树立信心；其次是要加强营养，保证蛋白质的摄入，食物宜软、稀且符合老人口味；再次是营造向阳避风、方便与人接触的寝居环境，解决好大小便困难与骨折固定复位的矛盾问题；最后是保持口腔卫生及室温适宜，这在预防并发症、促进康复上也起着重要作用。

（三）失　明

失明在百岁老人中多发，原因多种多样，主要因素是白内障。当前，白内障复明工程在百岁老人中尚未开展，而失明又是影响百岁老人生活质量和跌伤的因素之一。所以，百岁老人的日常生活环境应有安全防护围栏，失明者应有得力的行动引导工具。对于百岁老人经常活动的地方，应及时清除路障，并远离危险地带如陡坡、水边、火边，必须到场时，身边要有专人陪护。

总之，我们认为，针对高血压、跌倒、失明三大因素进行保健护理，是提高百岁老人生活质量，延长百岁老人寿命的重要措施。

扼制"三高"流行　促进健康长寿

当代威胁人类健康的主要因素是心血管疾病，致残率较高，约占总致残率的1/3。研究预测，如不抓紧防治心血管疾病，我国脑卒中发病率将持续上升，冠心病发病率也将持续上升，而引发其的主要危险因素即"三高"——高血压、高血脂、高血糖，俗称"三大杀手"。随着经济的飞速发展，人们的生活方式正在发生着巨大变化，体力活动减少，高热量饮食增加，吸烟、饮酒人数不断增加，生活节奏加快，心理压力加大，人口老龄化加速，这些都是引发"三高"流行的因素。因此，我们应重视引发心血管疾病流行的因素，加强防治"三高"的措施。

高血压是威胁健康的第一大杀手，是形成动脉硬化的驱动因素，它会使血管内皮损伤、脂质侵入、动脉管腔狭窄，从而阻碍血液流通，是造成心血管疾病的主要危险因素。部分高血压患者早期无明显症状、无不适感，直到心脏病发作或脑卒中才发现，因而被称为"无声的杀手"。我们对钟祥市17～45岁人群高血压发病率进行调查发现，农民患病率为9.6%，干部为12.0%，80～100岁老人患病率为53.9%，百岁以上老人患病率为54.5%，高血压发病率与职业、年龄存在明显关系。与非高血压患者相比，高血压患者的心电图变化程度更大，血黏度、血脂更高。这些信息说明高血压流行情况不容乐观，防治高血压已是当务之急、重中之重。

高血脂会引起动脉粥样硬化，血脂、甘油三酯及低密度脂蛋白通过受损血管内膜进入内皮下层，经过氧化修饰进入巨噬细胞，形成泡沫细胞，成为动脉粥样斑块脂质核心的重要组分。斑块的破裂会使血管壁机化——形成血栓，管腔变细，易引发心血管疾病。在我国，至少一项血脂指标异常的人口总数逾亿人，血脂异常人群患病率合计已超过40%，不同地区、不同年龄的血脂异常类型存在差异，如四川省血脂异常类型以高甘油三酯和低高密度脂蛋白为主，而天津农村人口则以低高密度脂蛋白血症患病率高为特征。对钟祥市部分人群的调查结果显示，血脂指标至少一项异常的患病率中，干部为52.1%，高于全国水平，农民为34.0%，低于全国水平，男性患病率高于女性。甘油三酯偏高者中，干部多于农民。因此，从钟祥市血脂发病率及血脂异常类型看，干部情况比农民严重，他们之间的主要差别是饮食结构及生活方式不同，干部"三多一少"，抽烟喝酒多，暴饮暴食多，心态不平衡多，从事体力劳动少。百岁老人的血脂均在正常范围，进一步说明血脂与长寿存在密切关系。

随着生活方式、饮食结构的改变，体力劳动的减少，肥胖及人们平均寿命的延长，全球性糖尿病患者迅速增加。胰岛素分泌相对或绝对不足，一系列脂质代谢紊乱，从而会引发糖尿病，所以，糖尿病往往伴有高脂血症，是动脉硬化的帮凶。我国糖尿病平均患病率为3.2%，经检测，钟祥市部分地区发病率在2.3%，到医院就诊的糖尿病患者有增加趋势，高血压、高血脂、高血糖并发，"三高"者患心血管疾病的概率较大，后果严重。

针对钟祥市部分人群的调查资料显示，"三高"疾病存在不同程度的流行，个别地区、个别人群的发病情况较为严重。现今，世界各国均认识到"三高"对卫生资源及财政影响极大，根据发达国家经验及我国现状预测，未来将是"三高"流行的世纪，所以当前必须扼制"三高"的流行。"三高"疾病是可控的，国外曾采取控制体重、戒烟限酒、减少食盐摄入、保持心态平衡、增加体力活动的方式进行干预，结果发现5年后干预组的高血压发病率降低了40%～50%；国内也进行过类似干预，发现3年半后高血压发病率降低了19%，这充分说明预防的可能性和重要性。当前最有效的干预办法有如下三种。

第一，加强宣传教育。提高群众对"三高"危害性和防治重要性的认识，自觉地参与防治，扼制"三高"。

第二，建立良好的生活方式，改善饮食结构：减少摄入高糖、高脂食物，避免暴饮暴食，适当控制食量，防止身体超重，保持腰围适度，提倡戒烟限酒，合理搭配荤素，少吃熏肉，常吃蔬菜。作息规律，坚持锻炼，保持心态平衡，提高文化素养。

第三，提高防治水平，开展普查、普防、普治工作。首先提高群众对"三高"的知晓率，这是防治的基础，其次才是提高群众的治疗率，最后要提高"三高"的控制率。我国城市居民对高血压的知晓率为36.3%，农村为13.7%；城市治疗率为17.4%，农村为5.4%；城市控制率为4.2%，农村为1.2%。总体防治率为2.9%，而发达国家中，美国是27%，法国是24%，显然我们和发达国家比差距很大。要改变这种状况，必须提高群防群治认识，加强防治力度，提高防治水平。在"三高"治疗方面，我们提倡以锻炼为中心的中西医结合，对症下药，坚持经济、安全、有效的用药原则，相关疾病并治，达到控制效果。

钟祥市是长寿之乡，钟祥人在历史发展过程中形成了良好的饮食结构及生活方式，我们应该在继承的基础上发展，为扼制"三高"流行、促进健康长寿做出更大贡献。

维护体液平衡是健康长寿之道

人体体液内环境庞大而复杂，由于它的协调性、平衡性、稳定性关系着人体正常代谢和生命延续，所以，人体内环境稳定是生存的基础、健康长寿的前提。近30年，我们对百岁老人的水平衡、酶平衡、血脂平衡、糖平衡等平衡情况进行了调查，从中感悟到百岁老人长寿的内因与体液平衡密切相关。

一、水平衡

俗话说："男怕穿靴、女怕戴帽。"其意是指脸、脚浮肿具有危险性，这是心、肾功能障碍造成水平衡失调的结果。水对生命有着重要意义，当前研究证明，"人可七日不食，而不可七日不饮"，它是人体代谢产物的溶剂和载体，营养物质的供应吸收、废物的排除，均赖于水的正常运行。而水的良好运行，则主要取决于充足与优质的水供应和健全的心肾功能。

钟祥水资源丰富，江河交织、湖池星罗棋布，平均降雨量在1000 mm左右，人均占有量是全国平均水平的2倍多。我们调查的所有百岁老人的饮水来源都是这些天然水，而非人工加工过的水，亦非小分子水或过滤水。

丰富的水资源为钟祥人饮水提供了客观条件。在主观上，当地人普遍拥有良好的饮水方式和习惯，如除饮用白开水外，饮用三皮灌茶在当地也很流行，清凉、甘甜、口感好。夏天，钟祥人更喜欢用米茶来解渴充饥。我们对 69 名百岁老人的肾功能进行了检测，结果发现：血清尿素均值为 6.9 mmol/L（正常值为 2.2 ～ 7.8 mmol/L），肌酐为 86.8 mmol/L（正常值为 45 ～ 125 mmol/L），其中两项指标均不正常的仅有 3 人。人到百岁而依然具有良好的肾功能，是水平衡的保证。

从百岁老人饮水习惯，我们总结了科学饮水的原则。

第一，天然。其优点是经济易得，内含丰富矿物质、微量元素等，口感适中。

第二，平衡。饮水过量或不足均会对身体造成损害，口渴和尿液变黄是体内缺水的信号。现代科学证明，人体每日进水量大约在 3500 mL，总的原则是量出而入。出量等于显性失水量加上不显性失水量，显性失水量包括尿液、大便或疾病时的呕吐物，正常大约在 1500 mL，不显性失水包括呼吸排出的水分和汗液，正常约在 300 ～ 800 mL，所以，每日补水量应在 1800 ～ 2300 mL。水不足或过剩，都会造成心肾负担或脱水致病。

第三，习惯。有人习惯喝白开水，也有人习惯喝茶，因人而异，有人喜晨饮，有人喜午饮，不予强求。只要能满足身体需求，不致于口渴缺水时才想起喝水，而对人体造成损害，就达到目的了。我们倡导晨饮 500 mL 左右温水或凉白开水，以满足基本的生理需求。

第四，依据生理功能，特别是心肾的健康程度，在控制进水量的同时控制钠、盐的摄入，主要依据是尿量，水量超过人体需要量，就会加重心肾负担，引起心肾进一步受损。

二、酶平衡

酶是维持人体正常代谢的重要介体。生命与酶息息相关，人体主要能量来源都是在各种酶的参与下完成物质代谢的。使人体获取营养、产生能量的，是代谢酶；脏器发生病变，组织细胞发炎坏死时，就会释放出大量的酶，这是病理酶，如肝炎、心肌炎、心肌梗死、胰腺炎等疾病导致相应器官组织坏死时，都会引起相应酶的升高，这就是当前医疗上用酶来诊断疾病的原理。所以，人体酶的水平，是反映人体健康状态的一项重要指标。我们曾对 113 名百岁老人进行肝功能检测，结果发现，谷丙转氨酶

（ALT）均值为 15.1 U/L，最高值为 42.8 U/L，最低值为 3.2 U/L，正常值为 0～40 U/L；谷草转氨酶（AST）均值为 39.7 U/L，最低值 13.4 U/L，正常值为 0～40 U/L，其中仅有 1 例超过正常水平（ALT 42.8 U/L，AST 47.6 U/L），可能是长期饮大量白酒引起肝脏功能轻度损害。

生物酶是人体代谢的催化剂，具有抗氧化功能，与生命息息相关。抗氧化酶与长寿呈正相关性，随增龄，机体内超氧化物歧化酶（SOD）以及同功酶活力呈下降趋势。所以，检测抗氧化酶水平，对抗衰老也有指导意义。

人体病理酶水平及生物酶水平正常，是健康长寿的标志。为此，应做到以下几点。

第一，积极预防疾病。百岁老人肝功酶水平基本良好，我们曾调查 44 名百岁老人，其中未感染乙肝 31 人，占 70.5%，明显高于全国平均水平。

第二，形成合理的生活方式。尽量避免暴饮暴食，戒烟限酒，积极参加有氧运动，延缓动脉硬化，预防脂肪肝、冠心病形成。

饮食上，以蔬果为主。保证维生素、微量元素的摄入，是有效预防代谢功能紊乱、失衡，完成良好甲基化过程的重要条件。人体内有 600 多种酶，辅以多种维生素和微量元素，因此，一种或多种维生素或微量元素缺乏，就会引起各种酶基因变异而发生代谢障碍，产生过多的同型半胱氨酸会致使人体发生心脑血管病的概率增加。我们曾对 83 名百岁老人进行同型半胱氨酸检测，15 人正常，占 18.1%；59 人轻度偏高，占 71.1%；9 人中度偏高，占 10.8%，无重度偏高者。这可能与钟祥百岁老人心血管疾病发病年龄推迟、病情轻而具有隐匿性、心血管疾病少见有关。

少肉食，常吃蛋类。百岁老人吃油以滴计算，少煎炸、少反式脂肪酸，肥肉更少。钟祥特点是农户养鸡成风，计划经济时期，钟祥鸡蛋调运量居全国前列。百岁老人常说"经常吃点荤"，荤指的就是鸡蛋。当前已证明，鸡蛋不仅是优质蛋白，而且是具有强效抗氧化作用的谷胱甘肽的原料——半胱氨酸的主要来源。一个鸡蛋含半胱氨酸 146 mg。百岁老人郭汉娃是从河南淅川迁到钟祥的，当央视一台记者采访她问及"迁移到钟祥后长寿者增多的原因"时，她说："一是经济活，人富胆壮心舒畅。二是学当地户户养鸡，经常吃鸡蛋，身体健壮精力强。三是家家户户有菜地，新鲜蔬菜吃得多，节省粮食好营养。"

三、血脂平衡

血脂水平是衡量代谢机能的一项重要指征，而代谢是影响生物衰老（病理性衰老）的第二大因素。

血脂代谢异常，首先累及心血管内膜增厚、斑块形成，致使动脉硬化，是心血管疾病发病的重要原因。

血脂是人体热量的贮存形式，也是细胞膜的主要构成原料，还是很多营养素的溶剂。所以，血脂过剩对人体有害，但血脂缺乏也会造成人体损伤。因此，人体血脂平衡是健康长寿的一种标志。

现代科学对血脂研究逐渐深入，对其成分和功能的了解也日益明确。通常，血脂化验中包括四项指标：① TC，是指血液中所有胆固醇之总和。② TG，是指血液中所有甘油三酯的含量。③ LDL-c，它是多种成分的复合体，含有较高的胆固醇，是造成动脉硬化的主要血脂成分，因此是目前备受重视的血脂指标。④ HDL-c，唯独它的升高是一件好事。目前认为它的升高能抗动脉硬化，与长寿有一定关联。我们所调查的百岁老人均具有高密度脂蛋白胆固醇高的特点，均值在 1.6 mmol/L。血脂指标高并不是都不好，HDL-c 升高就是一种好的象征。

对血脂正常值的判断因人而异，它受个体危险因素多少及冠心病等危症因素的影响。目前公认的引起动脉硬化的危险因素有吸烟、低 / 高密度脂蛋白胆固醇、肥胖、缺血性心血管病家族史、年龄等；危症因素包括高血压、冠心病、糖尿病、缺血性颈动脉病、腹主动脉瘤、周围血管疾病，其决定病人危险等级及开始调脂治疗的血脂值。

凡有冠心病等危症者，不论血脂异常与否，均应使用调脂药物。了解血脂的病理意义，对于适当预防或治疗高脂血症，维护机体正常血脂水平，防止动脉硬化性疾病有着重要意义。

百岁老人维护优质血脂的经验包括以下几点。

（一）合理食油

吃油以滴计算，在防止油脂过剩中起着重要作用。多种植物油如菜籽油、芝麻油轮换食用，有利于人体血脂代谢稳定。

百岁老人多是在菜做好后放油，保持油的原生香味，减少了反式脂肪酸的形成，既节油又科学。

（二）爱劳动、多活动

多运动有利于增强肝脂酶的活力，促进 HDL-c 的合成，减少脂肪堆积。在我们调查的 366 名百岁老人中，无一例患代谢综合征，仅 3 人患脑梗死，25 人患心肌梗死（多前侧壁局限性心肌梗死），均无影响活动的自觉症状，如心痛、心慌、气短。

（三）积极预防肥胖等危险因素和冠心病等危症因素

合理的生活方式，是防治血脂增高的有效措施。此外，应进行适当合理的药物调脂治疗。这是预防高血脂的有效手段，也是降脂的有效方法，必须遵从治疗指征和原则，做到合理、适量。

四、糖平衡

糖代谢平衡是在胰岛素作用下和合理饮食而实现的，胰岛素分泌不足或长期饮食不节制，均可致血糖代谢障碍。糖分进食过多，亦致血糖升高，发生非酶糖基化。高血糖时，可发生糖原异生而致血脂升高，这就是糖尿病并发脂肪肝、肝硬化、动脉硬化、冠心病、晶状体混浊的原因。所以，保持正常的血糖水平，是促进人体健康长寿的一项重要措施。血糖检测的指标包括：

第一，餐后血糖。进餐后两小时抽血测定，可暂时比正常值偏高，但不应该超过 7.8 mmol/L，此项指标可发现 64.2% 的糖代谢异常者。

第二，空腹全血血糖。正常为 3.9 ～ 6.1mmol/L，此项指标只可发现 9.9% 的糖代谢异常者，所以单独检测空腹血糖可致 84.5% 漏诊。空腹全血血糖大于 11.1 mmol/L，即达到诊断糖尿病的标准。

我们曾检测 113 名百岁老人的空腹血糖，结果均在正常范围内，均值为 4.17 mmol/L。百岁老人维持血糖平衡的原则有以下五点。

第一，少食原则。百岁老人前半生处于新中国成立前，吃不饱是常事，32% 曾有过乞讨经历，所以养成了少食节约的习惯。

第二，低糖原则。很少食糖或含糖量高的食物。以面粉、红薯为主食的淅川人的血糖水平就略高于以大米、蔬菜为主的钟祥人的血糖水平。

第三，混食原则。细粮、粗粮搭配，粮食蔬菜、瓜果混食，减少淀粉、糖类的摄入。

第四，择时原则。早餐、午餐吃饱，晚餐尽量少吃。因为白天劳动消耗多，晚间休息消耗少，此做法有益于防止血糖升高、血脂堆积。

第五，多动原则。百岁老人的共同特点是闲不住，他们常说"不做心里'没得法'，全身难受"，所以他们一生勤劳，维持着良好的动态平衡。

近 30 年和百岁老人在一起的日子里，通过反复调查研究百岁老人实践长寿的经验，我们感悟到，人能长寿第一因素是自身先天基因优良，第二就是代谢正常，百岁老人健康长寿与其良好的体液内环境是分不开的。从他们身上学习维护体液内环境的正常稳定之道，就是长寿养生之道。

2011 年钟祥市百岁老人调查报告

2011 年 10 月 9 日—11 月 2 日，钟祥市人民医院按市委、市政府指示，组织人员对全市百岁老人进行了入户调查体检。

一、总体情况

（一）一般情况

根据 2011 年民政局第三季度统计表，钟祥市百岁老人 70 名（新增 10 人），分布在 15 个乡镇、场库。双河、张集、南湖、东桥 2011 年无百岁老人，长滩 1 人移居城关。70 名百岁老人中，实检 55 人，未检 15 人。调查中，乡镇补报百岁老人 6 人，所以共实检 61 人，其中，女 49 人、男 12 人，平均年龄 102 岁，最大年龄 110 岁。

（二）生活自理情况

按全国制定的标准划分，61 人中能生活自理的有 44 人，半自理生活的 8 人，不能自理的 9 人。

（三）赡养情况

靠亲生子女养老 47 人，靠孙子女养老 5 人，靠儿媳养老 2 人，靠养子女养老 3 人，社会供养 1 人，自养 3 人。

（四）生活条件

参照全国标准和钟祥市实际情况划分，生活条件优越的5人，中等偏上的30人，中等偏下的19人，生活条件差的7人。具体标准包含以下四项内容。

（1）居住条件。房间结构牢固、门窗齐全，光线好，有照明设施，有基本防寒、防暑设施，有解便设备，床上卧具齐全、卫生。

（2）饮食条件。能满足基本营养及喜好要求，主食足量，副食蔬菜能达到每顿2～3样，每周食肉类1～2次，每周食蛋类1～2次。

（3）家庭环境。家庭和睦，子女孝顺。

（4）心理状态。心情愉快，无怨言。

（五）精神状态

精神状态较好的有41人，20人较差。

（六）疾病检测情况

38人患高血压，占62.3%。心肌梗死4人，左心室肥大3人，左心房增大2人，左心室高血压3人，心房颤动2人，房性早搏4人，室性早搏2人。同型半胱氨酸检测中，72%轻中度升高，与年龄关系密切。C反应蛋白增高者占26.2%，其与损伤、炎症及心肌受损有关。在2010年死亡病例中，70%曾出现C反应蛋白升高情况。血尿素氮、尿酸升高与肾功能损害有明显关系，是提示肾功能受损的指征。百岁老人中，31.6%血尿素氮升高。

二、情况分析及建议

根据全国及钟祥市评定标准，判定钟祥市百岁老人的生活质量有明显改善，尤其是居住、饮食条件得到很大提高，如已有农户为百岁老人安装了空调。此外，老人心理状态良好。"五个一"惠老工程实施，大大提高了百岁老人的社会及家庭地位，促进了家庭和睦、子女孝顺与社会和谐之风。

但是，百岁老人年死亡率仍然很高，达到20%～30%。百岁老人死亡与跌伤、高血压（并发左心室肥大、劳损、心房颤动）、C 反应蛋白升高等因素高度相关。2011 年 11 月—2012 年 11 月，受检 61 名百岁老人中死亡 23 人，占 33.3%，死亡率是历年最高。去世老人生前主要所患疾病为高血压、心脏受损，但均未得到合理治疗，属于自然死亡。所以，体检后期工作、治疗经费的落实问题亟待解决，否则体检将失去意义。

此外，实施有效干预可能是改善钟祥市百岁老人健康状况、延长寿命的有效措施。应建立专项资金机构，开展保健预防治疗研究，把钟祥市长寿工作再提高一步。

调查中，百岁老人家属反映，近年未见领导入户看望百岁老人，老人感到失望，应进一步检查落实"五个一"惠老工程。

湖北省钟祥市高脂血症流行情况及相关因素的分析

为了解高脂血症在农村不同地区、人群流行情况及相关因素，为防治提供依据，我们对钟祥地区发达乡镇中 45 岁以下 235 名镇村两级干部和偏僻山区 111 名农民进行血脂检测。检测发现，农村基层干部组高脂血症发病率为 52.8%，农民组为 34.2%。两组存在显著差异（$\chi^2=0.74, p < 0.05$），在血脂类型特征上干部组为混合型，明显高于农民组（$\chi^2=5.02，p < 0.05$）。

一、对象与方法

随着社会发展和人们对血脂认识的深入，高脂血症对人类健康的影响越来越大，而广大人民群众对其危害的认识尚不足。随着我国经济建设迅速发展，人们生活方式和饮食结构正发生着巨大变化。因此，为了解农村人口当今血脂情况，为防治措施提供依据，我们在 2000 年 5 月至 2002 年 1 月对钟祥部分地区人群进行了血脂调查。

（一）对 象

胡集镇及所辖大队 45 岁以下全体干部 235 名，男 182 人、女 53 人，年龄范围 18 ～ 45 岁，男性平均年龄 35.7 岁、女性 30.8 岁。该镇为钟祥市经济发达地区，干部常饮食高脂肪、高热量食物，吸烟率 39%，饮酒率 62.8%，一般日均 2 ～ 3 两，且常暴饮。

随机抽检客店镇 2 个大队中 45 岁以下农民 111 人，男 54 人、女 57

人，年龄范围 18～45 岁，男性平均年龄 35 岁、女性 36.3 岁。该镇位于较偏僻山区，经济发展相对滞后，食物以植物性食品为主，食油为植物油及猪油混合，当地人常食熏肉，吸烟率 14.3%，饮酒率 34.2%，日均 1～2 两。

（二）方　法

血脂检测采用中华医学会推荐方法进行。其中，LDL-c 测定采用直接测定法。血脂分类及判定按《中华心血管病杂志》血脂异常防治对策专题组的意见进行。

二、检测结果

胡集、客店两地血脂各型升高人数、血脂均值如表 25 所示。

经统计学处理后发现，胡集与客店两地高血脂发病率存在明显差异：胡集 52.8%，客店 34.2%。胡集高于客店，χ^2=0.74，$p < 0.05$。胡集干部 TCTG（混合型高脂血症）明显高于客店农民，对于其他型，两组差异无统计学意义。

此外，胡集男性干部 TCTG 和女性比较 χ^2=10.58，$p < 0.01$；TC 结果比较 χ^2=6.57，$p < 0.05$，男高于女，均有显著统计学意义。

三、讨　论

高脂血症在农村基层干部及农民中发病率均较高，干部为 52.2%，农民为 34.2%，两者存在显著差异，χ^2=0.74，$p < 0.05$，这说明当今高脂血症不仅在城市流行，农村地区也很严重，特别在干部中。关于心血管病的流行，正如刘力生教授所指出，经济的发展及收入的增加使吸烟者及富含热卡与脂肪的食物增多，导致肥胖及血脂升高者增多。此外，交通工具发达，使人们缺乏锻炼，体重增加，于是冠心病和缺血性卒中提早发生，即提前到 55～60 岁。这种情况首先出现在上层社会，接着也会发生在中、下层。所以，在农村防治高脂血症同样重要和迫切。各级政府应引起高度重视，积极采取有效防治措施。

调查结果同时显示，干部高脂血症发病率明显高于农民，从血脂增高类型分析，干部与农民也存在差异，干部混合型高脂血症的发病率明显高

表25 胡集、官店两地血脂各型升高人数及血脂情况

对象		单纯高胆固醇血症(TC)			混合型高脂血症(TCTG)			单纯高甘油三酯血症(TG)			低密度脂蛋白血症(LDL-c)		
		人数/人	均值/(mmol/L)	范围/(mmol/L)	人数/人	均值/(mmol/L)	范围/(mmol/L)	人数/人	均值/(mmol/L)	范围/(mmol/L)	人数/人	均值/(mmol/L)	范围/(mmol/L)
胡集	男性干部	18	6.80	5.80~8.00	41	TC: 6.90 TG: 3.40	TC: 5.80~8.00 TG: 1.90~5.40	22	3.03	1.70~6.80	17	3.85	3.50~7.10
	女性干部	11	6.30	5.80~6.80	2	TC: 5.80 TG: 2.00	—	4	2.30	1.70~3.20	9	3.75	3.65~5.30
官店	男性农民	7	6.80	6.10~10.76	3	TC: 7.00 TG: 3.10	—	5	3.50	2.04~6.10	5	4.10	3.85~5.70
	女性农民	8	6.35	5.87~10.77	2	TC: 6.80 TG: 2.80	—	4	2.26	1.97~3.13	4	3.95	3.85~4.60

于农民，存在显著差异，χ^2=10.58，$p < 0.01$。他们之间在饮食结构、吸烟、饮酒，存在极大差异。干部与农民吸烟率分别为 39%、14.3%，饮酒率分别为 62.8%、34.2%。干部饮食偏高脂、高热量，所以防治高脂血症必须调整饮食结构，建立合理生活方式，戒烟限酒，这是促进健康长寿之道，也是促进国民经济可持续发展之大计。

附　录　中央电视台走进钟祥长寿之乡纪实
（2006—2011 年）

中央四台《走遍中国》栏目探访寿乡钟祥的内容纪要

两次中央四台访　欲知长寿主要因

我居寿乡四十年[①]　走访百岁二十载[②]

国内国际共合作　走乡串户访寿星

百岁实践长寿路　总结五大主要因

既往生在旧社会　贫穷饥饿两伴随

"三高"自然低发率　动脉硬化早逃逸

生活方式多合理　蔬菜多样少盐油

富含黄酮维生素　微量元素天然库

富锌富硒农作物　食用食品全含有

少生疾病少用药　免疫力强靠维护

寿星共同小环境　家和子孝夫妻恩

欲知长寿更多因　多多请教老寿星

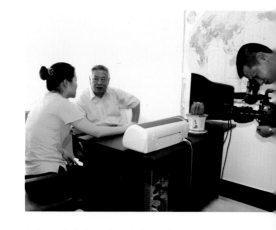

中央四台《走遍中国》栏目采访陈仲文

① 1962—2002 年

② 1988—2008 年

中央四台《远方的家》栏目采访纪要

央视多次到寿乡　只为探寻长寿因
当前世界热话题　追求长寿一奥秘
身居寿乡多年我　肤浅感受谈几点
百岁共具五特征　效仿长寿可遵循
闲不住是第一征　身体强健行动灵
想得开是第二征　灾难面前不压顶
心眼好是第三征　积德行善成本性
少生病是第四征　先天后天互为因
优质血脂第五征　动脉硬化延后生
钟祥寿星总特点　健康长寿活一生
参加劳动超半数　一生自立是首选
只有具备健康身　生活质量才保证

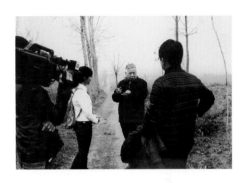

中央四台《远方的家》栏目采访陈仲文

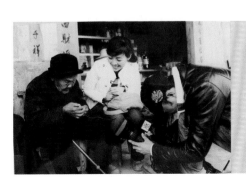

央视记者周雪梅看百岁老人陶文芳
（左一）穿针引线

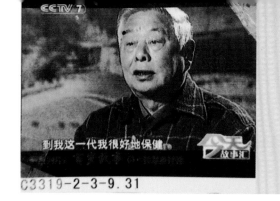

陈仲文与记者谈论先天遗传长寿基因与后天获得长寿之间的辩证关系："我是有长寿基因论但不唯基因论，重在后天的维护培植。"

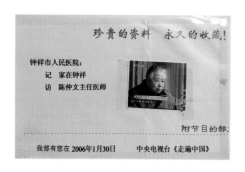

2006 年中央四台《走遍中国》栏目采访陈仲文

米茶与人寿

中央四台访钟祥　　发现民间吃米茶

此为当地一特色　　询问有否益长寿

米茶流行有道理　　小量米类增容积

容量增大饱肚皮　　节省主食度饥荒

少吃节食增人寿　　常吃米茶掺大麦

大麦淀粉转化酶　　稳定血糖很有益

B、E 多种维生素　　防衰有益抗氧化

食物纤维更丰富　　有益增进肠蠕动

大麦米茶茶香浓　　生津止渴一宝物

概说米茶的作用　　养生佳品人增寿

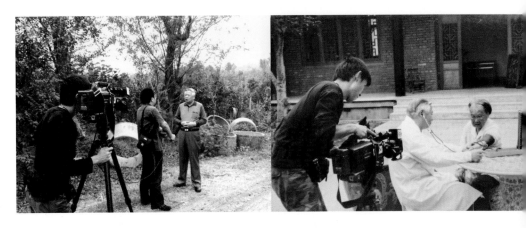

中央七台栏目组采访陈仲文

钟祥是寿乡	新闻频繁访
均为探寿秘	助人长寿享
央视七台来	又要我讲讲
长寿本无秘	说秘我无方
只谈它共性	心态好是本
和谐善为根	勤劳成习性
饮食多样烹	一生少生病
寿出综合因	长寿寻常生
当然有基因	但不唯基因
先天靠传递	后天靠获得
多代获长寿	寿因自巩固
先天长寿因	亦可被丢弃
先天和后天	重在靠维护

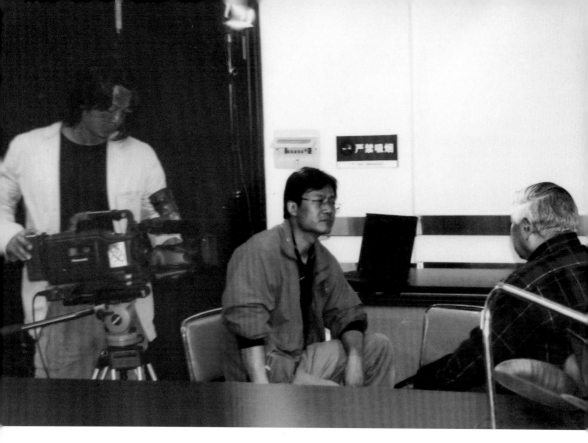

2009 年 5 月 9 日—10 日中央一台《科技博览》栏目组采访陈仲文

话钟祥长寿之理　探移民增寿之因

中央一台今来访

话题地域与长寿

先访百岁后答题

移民增寿何道理

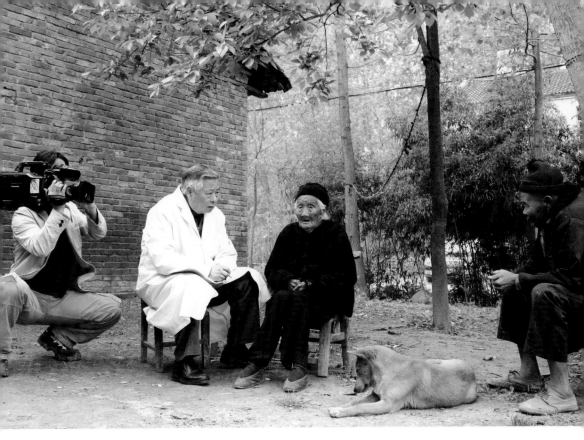

采访百岁老人李先荣（左三）

百岁老人李先荣与编导开头语

编导询问她高寿

应声答道她实龄

今年一百又〇三

家人说她犯糊涂

屈指一算她说对

老人不满怨声道

耳听不灵心聪明

两位寿星共同语　　人移柴湖地域变

两地生活有差异　　饮食习俗大不一

百岁淅川少听说　　今日自己百岁过

要问两地啥不同　　此地菜多为特色

再是当地爱喂鸡　　常吃鸡蛋已成习

淅川食道癌多发　　此地却是少见病

经济差异也是因　　钟祥经济多富裕

人富气壮心舒畅　　心安增福寿自长

采访百岁老人郭汉娃（右一）

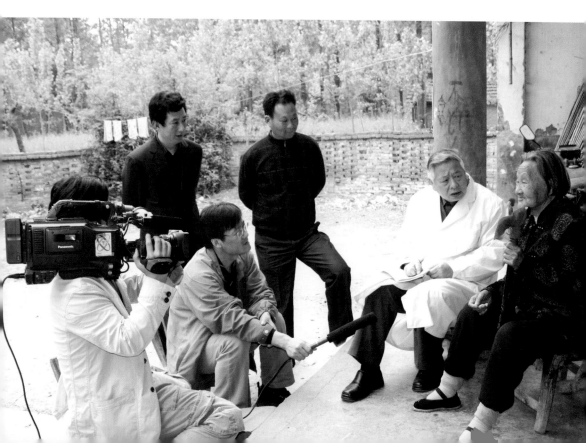

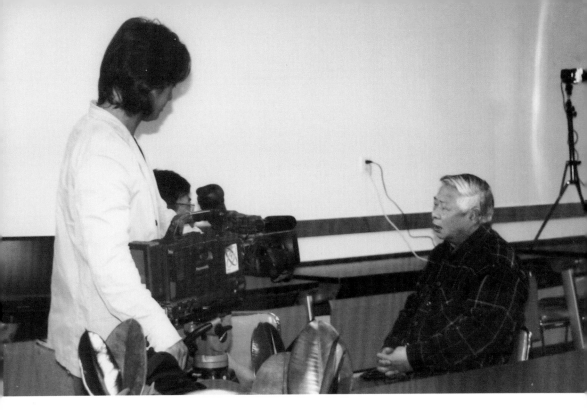

钟祥、淅川两地调查差异简介

　　1968 年，淅川迁移至钟祥柴湖人口 43989 人，20 年后移居人口中出现首名百岁老人，大家叫她蔡三姑，40 年后的 2008 年，柴湖已有 7 名百岁老人。2007 年，钟祥市人民医院老年保健所研究所赴淅川进行调研，此地人口 64 万人，百岁人仅有 4 名。两地长寿老人数量存在差异。经两地实地调查，发现生活饮食习惯与常见疾病类型存在明显差异。

淅川生活多拮据	生活简单少吃的	主食红苕面糊糊	消化疾病高发地
高发疾病食道癌	饮食习俗是根源	长期进食高温食	损伤黏膜是一因
菜蔬单一一根葱	必然缺乏维生素	两地检查胃镜果	钟祥淅川显差异
溃疡糜烂高钟祥	八成自觉有症状	发现食道癌具二	钟祥阴性结果出
淅川血脂低发率	心脑血管病不少	原因主食高糖分	红苕面粉两为主
移民百姓道一因	钟祥经济富淅川	人富胆壮心舒畅	饮食多样菜蔬富
微量元素不缺乏	餐桌富有维生素	此地养鸡成民俗	鸡蛋常吃营养足
淅川少见百岁人	今天自己百岁寿	两位寿星一席活	初解移民增寿因

后　记

　　《百岁百态》可作为追求长寿者的通俗读物，也可作为长寿研究者的参考资料，更是当代中国一个角落里的百岁老人变迁的历史纪实。愿此书能引起更多关注，引发读者追求对长寿的兴趣，在阅读时得到启发，这是笔者的初衷与愿望。

　　在赵淑芳、王祥等同志的辛劳下，此书终于完成。特此致谢！

陈仲文

2020 年 10 月 31 日

图书在版编目（CIP）数据

百岁百态 / 陈仲文著. — 杭州 ： 浙江大学出版社，
2021.10
ISBN 978-7-308-21606-7

Ⅰ．①百… Ⅱ．①陈… Ⅲ．①长寿－保健－研究
Ⅳ．①R161.7

中国版本图书馆CIP数据核字（2021）第144822号

百岁百态

陈仲文　著

策划编辑	吴伟伟	
责任编辑	宁　檬　马一萍	
责任校对	陈逸行	
封面设计	雷建军	
出版发行	浙江大学出版社	
	（杭州市天目山路148号　　邮政编码　310007）	
	（网址：http：//www.zjupress.com）	
排　　版	杭州林智广告有限公司	
印　　刷	杭州高腾印务有限公司	
开　　本	710mm×1000mm　1/16	
印　　张	14	
字　　数	207千	
版 印 次	2021年10月第1版　2021年10月第1次印刷	
书　　号	ISBN 978-7-308-21606-7	
定　　价	78.00元	